医养结合中医药服务

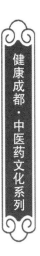

健康成都·中医药文化系列

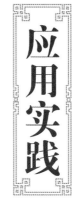

应用实践

主 编/张 聂

副主编/夏晓芹 李齐煜 邵继春 罗 伦

编 委/王 健 路永红 张兴平 胡天歌
彭才媛 蒋 瑶 沈宣伯 蔡 娇
连 瑛 吴媛媛 王雪逸 张 静
张 旭 陈毅枢 范馨云 呙建军
杜 娟 李 灿 徐尧蓉 谢玉莲
曾 兢 何春渝

参编单位/成都市成华区中医医院
四川省老龄健康发展中心
成都市成华区第六人民医院
成都市第二人民医院
核工业四一六医院
成都医学院
成都市成华区康穗养老中心

四川大学出版社
SICHUAN UNIVERSITY PRESS

图书在版编目（CIP）数据

医养结合中医药服务应用实践 / 张聂主编 . — 成都：
四川大学出版社，2023.4
　（健康成都．中医药文化系列）
　ISBN 978-7-5690-5929-8

Ⅰ．①医… Ⅱ．①张… Ⅲ．①中国医药学 Ⅳ．
① R2

中国国家版本馆 CIP 数据核字 (2023) 第 015616 号

书　　名：医养结合中医药服务应用实践
　　　　　Yiyang Jiehe Zhongyiyao Fuwu Yingyong Shijian
主　　编：张　聂
丛 书 名：健康成都·中医药文化系列

选题策划：龚娇梅
责任编辑：龚娇梅
责任校对：张　澄
装帧设计：墨创文化
责任印制：王　炜

出版发行：四川大学出版社有限责任公司
　　　　　地址：成都市一环路南一段 24 号（610065）
　　　　　电话：（028）85408311（发行部）、85400276（总编室）
　　　　　电子邮箱：scupress@vip.163.com
　　　　　网址：https://press.scu.edu.cn
印前制作：四川胜翔数码印务设计有限公司
印刷装订：四川盛图彩色印刷有限公司

成品尺寸：185mm×260mm
印　　张：6.5
字　　数：158 千字

版　　次：2023 年 4 月 第 1 版
印　　次：2023 年 4 月 第 1 次印刷
定　　价：50.00 元

扫码获取数字资源

本社图书如有印装质量问题，请联系发行部调换

四川大学出版社
微信公众号

前　言

随着社会经济发展、社会老龄化进程加快和疾病谱改变，医学模式发生了两个重大转变，即从"生物"医学模式向"生物—心理—社会"医学模式转变，从"疾病治疗"医学模式向"预防—保健—治疗—康复"医学模式转变，人们对身体功能、疾病、健康等概念有了全新的认识。中医药是祖国的"瑰宝"，在老年病、慢性病的预防、治疗、康复等方面都具有独特的优势，值得传承和发展。

本书共计九章，分别就开展医养结合的背景，中医药服务的概念，中医药服务的人员资质要求、服务项目、服务流程，常见老年慢性病的中医药服务、中医药适宜技术的应用、中医护理及中医药治未病的应用等方面进行了详细的解读及指导。本书内容广泛，理论性及实用性兼备，不仅适合有居家养老护理需求的个人和家庭使用，也适合医养结合机构使用。可供老年病医院、护理院、安宁疗护中心、福利院、老年公寓等机构人员参考，也可作为相关中医药从业人员的继续教育参考用书。

《医养结合中医药服务应用实践》编委会成员来自成都市成华区第六人民医院、成都市成华区中医医院、成都市成华区康穗养老中心、成都市第二人民医院、核工业四一六医院、成都医学院，均长期从事与医养结合、老年健康相关的医疗、护理、照护、管理工作。本书融入了他们长期积累的工作实践经验，具有较高的实践指导价值。

本书在编写过程中得到了成都市卫生健康信息中心、成华区卫生健康局的大力支持，参考了大量资料并引用了相关文献中的内容，在此一并表示衷心感谢。由于编者知识和水平的限制，本书中难免有不当之处，敬请广大读者批评指正，以便我们不断修订及完善。

编写委员会

2023 年 1 月

目　录

第一章　引言

第一节　医养结合的相关概念

医养结合，是指将医疗和养老资源充分整合，为老年人提供"整体、连续、一体化"的医疗与养老服务。

医养结合服务通俗的定义是将现代医疗服务技术与养老保障模式有效结合，是"有病治病、无病疗养"养老保障模式的创新，是医疗服务的一种延伸，是为了适应老龄化社会的到来，更好地满足老年人，特别是高龄失能老年人需求的一项重要举措。

医养结合机构，是指兼具医疗卫生资质和养老服务能力的医疗机构或养老机构。其作用主要体现在以下几个方面：①综合服务团队，满足老年人医、养、护、康的服务需求；②动态切换模式，解决老年人医养功能分区服务问题；③个体化服务，解决老年人差异化需求问题；④专业照护团队，解决老年人日常生活问题。

各地、各机构在探索医养结合工作之初，有"医疗托老、医疗康养、老年健康服务、医养融合"等多种提法。

医养结合作为健康中国战略的一部分，已被纳入《"健康中国 2023"规划纲要》《"十四五"国家老龄事业发展和养老服务体系规划》和《"十四五"健康老龄化规划》。

第二节　医养结合的发展现状

一、社会现状

根据第七次全国人口普查数据，我国 65 岁及以上人口比重达到 13.50%，人口老龄化程度已高于世界平均水平，但低于发达国家平均水平。我国人口老龄化的主要特点有以下几个方面。

（一）老年人口规模庞大

我国 65 岁及以上人口约 1.9 亿人。31 个省（自治区、直辖市）中，有 16 个省（自治区、直辖市）超过 500 万人，有 6 个省（自治区、直辖市）超过 1000 万人。

（二）老龄化进程明显加快

2010—2020 年，65 岁及以上人口上升了 4.63 个百分点。与上个 10 年相比，提高了 2.72 个百分点。

（三）城乡差异明显

从全国看，乡村 65 岁及以上老年人的比重为 17.72%，比城镇高出 6.61 个百分点。

（四）老年人口质量不断提高

高中及以上文化程度的人口比重为 13.90%，比 10 年前提高了 4.98 个百分点。人口预期寿命也在持续提高，80 岁及以上人口比 10 年前提高了 0.98 个百分点。预计到 2030 年达到约 2.8 亿人，占比为 20.2%；2055 年达到峰值，约 4 亿人，占比 27.2%。

人口老龄化是社会发展的重要趋势，也是今后较长一段时期我国的基本国情，这既是挑战也是机遇。

人口老龄化将减少劳动力的供给数量、增加家庭养老负担和社会基本公共服务供给的压力，但也将促进对医养结合新发展模式的积极探索。如何整合资源，充分发挥我国传统中医药在老年健康服务中的作用，解决老年慢性病的长期康复、未病管理等问题，提供可及性的服务，是未来开展医养结合服务的重要环节。

二、医养结合服务现状

（一）养老模式

我国现阶段养老主要呈现"9073"的结构特点，即 90% 居家养老，7% 社区养老，3% 机构养老的模式。近年来，国家出台多个加强老年健康服务管理的文件，特别是习近平总书记提出了实施健康中国战略，积极应对人口老龄化，构建"养老、孝老、敬老"的政策体系和社会环境，建立"居家为基础、社区为支撑、机构为补充、医养相结合"的医养服务模式，加快老龄健康事业和产业发展。

目前国内已形成"医办养、养办医、医养联合、社区居家"四种养老模式，多数老年人的医养矛盾已有所缓解，但在实际的运行中还存在许多问题。

（二）养老功能与需求差异

（1）服务功能单一：多数机构不具备为老年人提供健康管理和老年照护的综合服务功能，不能为入住（托）老年人提供"老有所医、老有所乐"服务。

（2）床位供需矛盾突出：现有医养结合机构的数量和服务能力严重不足，无法满足由慢性病导致失能、失智的老年人的实际需求。

（3）社区居家康养的健康服务达不到对应服务需求。

（三）机构类型

1. 毗邻建设

医疗机构与养老机构统一规划、统一建设，如养老机构紧邻街道社区卫生服务中心或医院，居家养老服务照料中心紧邻村（社区）卫生服务中心、服务站点。这种模式主要适用于增量的新建机构。

2. 机构对接

通过协议合作、转诊合作、对口支援、合作共建、建立医疗养老联合体、远程医疗等多种形式，实现医疗机构与养老机构的业务对接和服务融合。

3. 医、养内设机构

养老机构内设医疗机构，或医疗机构设置长期护理床位，或设置护理型床位的养老机构。

4. 老年照护定点机构

长期护理保险的定点服务机构，主要面向经过评估达到长期护理保险支付条件的失能老年人，为其提供长期护理服务。

5. 居家上门机构

通过签约方式为居家康养老年人提供健康管理和生活照护服务。

第三节　医养结合的相关政策

一、国家层面

《关于印发中医药健康管理服务规范的通知》（国卫基层发〔2013〕7号）、《中医药健康服务发展规划（2015—2020年）的通知》（国办发〔2015〕32号）、《关于推进医疗卫生与养老服务相结合指导意见的通知》（国办发〔2015〕84号）、《中医药发展战略规划纲要（2016—2030年）的通知》（国发〔2016〕15号）、《国务院办公厅关于制定和实施老年人照顾服务项目的意见》（国办发〔2017〕52号）、《关于开展老年护理需求评估和规范服务工作的通知》（国卫医发〔2019〕48号）、《关于加强老年护理服务工作的通知》（国卫办医发〔2019〕22号）、《老年护理实践指南（试行）》（国卫办医函〔2019〕898号）、《关于深入推进医养结合发展的若干意见》（国卫老龄发〔2019〕60号）、《关于印发医养结合机构服务指南（试行）的通知》（国卫办老龄发〔2019〕24号）、《关于印发医养结合机构管理指南（试行）的通知》（国卫办老龄发〔2020〕15号）等。

二、四川省层面

《四川省养老与健康服务业发展规划（2015—2020 年）的通知》（川办发〔2015〕96 号）、《四川省创建全国医养结合示范省实施方案的通知》（川办发〔2020〕57 号）等。

第四节　医养结合的服务项目

一、国家基本公共卫生项目

国家基本公共卫生项目中的健康档案管理、健康教育、老年人健康管理、慢性病患者管理（高血压、糖尿病）、中医药健康管理、健康素养促进、医养结合与失能老年人健康评估为适合为老年人开展的项目。

二、机构提供的服务项目

（一）基本服务

生活照料服务、膳食服务、清洁卫生服务、洗涤服务、文化娱乐服务和转介服务。

（二）医疗服务

定期巡诊、老年人常见病（多发病）诊疗、急诊救护服务、危重症转诊服务、安宁疗护服务、健康管理服务、健康教育和健康知识普及服务、中医药服务、护理服务、康复服务（传统与现代）、辅助服务、心理精神支持服务、失智老年人服务。

第五节　开展医养结合服务的要求

一、机构设置

开展医养结合服务的机构应当具备医疗机构执业许可证或在卫生健康行政部门（含中医药主管部门，下同）进行备案，并在民政部门进行养老机构登记备案。

签约提供上门服务的机构应当具备相关的服务资质，严格按照资质中规定的执业范围开展服务。

提供餐饮服务的医养结合机构，应当持有食品经营许可证。

二、科室及设施设备配备

医养结合机构中的医疗机构，其科室设置、人员配备、设施设备配备、药品配备应当根据医疗机构的类型，相应地符合《医疗机构基本标准（试行）》《康复医院基本标准（2012版）》《护理院基本标准（2011版）》《护理中心基本标准（试行）》《康复医疗中心基本标准（试行）》《安宁疗护中心基本标准（试行）》《养老机构医务室基本标准（试行）》《养老机构护理站基本标准（试行）》《诊所基本标准》《中医诊所基本标准》《中医（综合）诊所基本标准》《中西医结合诊所基本标准》等各类医疗机构基本标准的要求。

医养结合机构中的养老机构，在设施设备配备方面应达到《养老机构基本规范》（GB/T 29353）、《养老机构服务质量基本规范》（GB/T 35796）、《老年人照料设施建筑设计标准》（JGJ450）等国家和行业标准的要求。

提供康复服务的医养结合机构应当配备老年人常用的康复器具。

三、环境要求

新建的医养结合机构建筑设计应当符合《老年人照料设施建筑设计标准》（JGJ450）的要求。室内空气达到《室内空气质量标准》（GB/T 18883—2002）的要求；环境噪声应当符合《声环境质量标准》（GB 3096）对0类机构环境噪声限值的要求；采光水平应当符合《建筑采光设计标准》（GB 50033—2013）中对住宅建筑和医疗建筑场所采光的要求。设置相应场所标识图案，达到《标志用公共信息图形符号第6部分：医疗保健符号》（GB/T 10001.6—2021）和《图形符号术语 第2部分：标志及向导系统》（GB/T 15565.2—2008）的要求；无障碍设施符号达到《标志用公共信息图形符号第9部分：无障碍设施符号》（GB/T 10001.9—2021）的要求。医养结合机构中的医疗机构房屋面积应当符合《医疗机构基本标准》中对各类医疗机构房屋面积的要求；养老机构房屋面积应当符合《养老机构服务质量基本规范》6.3.1的要求。老年人居室配置的设施设备、用具安全及无障碍设施应达到《老年人照料设施建筑设计标准》（JGJ450）、《养老机构安全管理》（MZ/T 032）、《养老机构基本规范》（GB/T 29353—2012）、《无障碍设计规范》（GB 50763—2012）等标准相关条款的要求。

四、消防要求

医养结合机构建筑应当符合消防部门相关要求，配备消防设施设备。消防灭火器的配备应当符合《建筑灭火器配置设计规范》（GB 50140）的规定。

五、从业人员资质要求

医护人员应当持有相关部门颁发的执业资格证书，并符合国家相关规定和行业规范对执业资质和条件的要求。

医疗护理员、养老护理员应当经过相关培训考核合格后上岗。

根据服务需要配备的康复治疗师、公共营养师、心理咨询师、社会工作者等相关人员应当持有相关部门颁发的资格证书。

餐饮工作人员应当持有 A 类健康证。

其他后勤保障、安全保卫岗位的人员（如消防安全管理人员、特种设备管理员、电工等）也应按行业要求持证上岗。

第二章　医养结合中医药服务概述

第一节　中医药服务的概念

中医药强调整体把握健康状态，注重个体化，突出治未病，临床疗效确切，治疗方式灵活，养生保健作用突出，是我国独具特色的健康服务资源。

中医药服务是运用中医药理念、方法、技术维护和增进人民群众身心健康的活动，主要包括中医药医疗、养生、保健、康复服务；同时，也涉及健康养老、中医药文化、健康旅游等相关服务。充分发挥中医药特色优势，加快发展中医药健康服务，是促进健康服务业发展的重要任务，对于提升全民健康素质具有重要意义。

第二节　常见的中医药服务项目及流程

国务院办公厅印发的《"十四五"中医药发展规划》提出，要发展中医药老年健康服务。常见的中医药服务项目包括中医辨证论治、中医药适宜技术、健康指导等。中医师对患者进行"望、闻、问、切"四诊合参后，提供中医健康状态辨识与评估、咨询指导、健康管理等服务。

一、常见中医药服务项目

（一）辨证论治
中医辨证论治包括体质辨识、开具中药处方、调整中药处方用药等。
（二）中医药适宜技术
中医药适宜技术包括刮痧、拔罐（包括留罐、闪罐、走罐、药罐）、艾灸、针刺、经穴推拿、穴位贴敷、中药外敷、中药熏蒸、中药泡洗、耳穴贴压、中药灌肠等。

（三）健康指导

给予的健康指导包括中药给药指导、中医情志调理指导、中医饮食指导、运动指导（包括太极拳、八段锦、五禽戏等）。

二、中医药服务流程

中医药服务流程如图 2-1 所示。

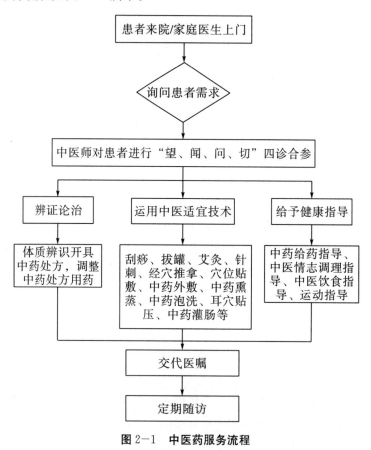

图 2-1　中医药服务流程

第三节　中医药服务的人员资质要求

一、中医医师

中医医师应当依照《中华人民共和国执业医师法》的规定，通过中医执行医师资格考试取得中医医师资格，并进行执业注册。以师承方式学习中医或者经多年临床实践，医术确有专长的人员，由至少两名中医医师推荐，经省（自治区、直辖市）人民政府中医药主管部门组织实践技能和效果考核合格后，即可取得中医医师资格；按照考核内容进行执业注册后，即可在注册的执业范围内开展中医医疗活动。

二、中药师

中药师应当依照《预防医学、全科医学、药学、护理、其他卫生技术等专业技术资格考试暂行规定》（卫人发〔2001〕164号）规定，通过中药师资格考试取得中药师资格，并进行执业注册后开展相应工作。

三、康复治疗（士）师

康复治疗（士）师应当通过康复医学与治疗技术资格考试并取得康复治疗（士）师证，在康复医师的指导下开展相关的康复治疗。

四、其他

所在岗位需要资格证的，应通过国家规定的考试取得相应的证书，完成注册或备案后方可执业。

第四节　医养结合中医药服务对象

《"十四五"中医药发展规划》强调，要强化中医药与养老服务衔接，推动养老机构开展中医特色老年健康管理服务。在全国医养结合示范项目中培育一批具有中医药特色的医养结合示范机构，在医养结合机构推广中医药适宜技术。

医养结合中医药服务的对象包括居家、社区养老，或因患有慢性病入院，经临床治疗病情处于稳定状态，或治疗出院在机构康养，或在机构接受安宁疗护或临终关怀服务，有中医药服务需求的老年人。

第三章 医养结合中医药服务的风险

由于患者个体差异、操作者对业务的熟练程度等因素，中医药服务在开展的过程中仍存在一定的潜在风险。工作人员在开展中医药服务的过程中应了解其潜在的风险，根据中医药服务项目的特点，采取必要的防范措施，控制危险因素，将风险降到最低。

第一节 中药的风险

一、中药饮片

（一）禁忌

医生在使用中药时应注意中药"十八反""十九畏"等配伍禁忌和服药期间的饮食禁忌等。

（二）心理障碍或胃肠反应

因中药味道等因素，部分老年人可能在生理上不能接受，出现进食后呕吐等不适反应，需提前和老年人及家属进行沟通，尽量克服障碍，或者选取膏方等口味更好的中药制剂。

（三）过敏反应

用药前应询问老年人的药物过敏史。外用药时应注意观察皮肤情况，出现皮疹或红肿应立即终止治疗，并进行局部处理。

（四）其他

口服中药分为自煎、代煎及免煎三种类型。对于老年人，选择中药自煎存在发生意外的风险，需特别提醒老年人及家属。对于有吞咽功能障碍的老年人，有呛咳、误吸等风险，需对老年人进行评估后用药。

二、中成药

（一）片剂、胶囊及口服液类中成药

1. 未经辨证，药不对证

不同的片剂、胶囊及口服液类中成药根据其中药组成等，适用于不同的证型，需在执业中医师指导下使用。若老年人及家属没有经过辨证论治，随意购用，不但无法取得疗效，还可能适得其反，延误病情。

2. 忽视服药禁忌

中成药同样应注意不同药品之间的"十八反""十九畏"等配伍禁忌和服药期间的饮食禁忌等。

3. 中、西药物不合理联用

不合理的中、西药物联用，会增加出现药物不良反应的概率，也会导致用药风险增加。例如，含麻黄的中成药（苦甘冲剂、急支糖浆等）与强心苷类药物合用会因其对心肌的协同作用导致室性心律失常。

（二）注射类中成药

注射类中成药，尤其是直接进入血液循环的静脉滴注药液，引发不良反应的速度快且严重，严重时甚至可引起过敏性休克，救治不及时可能导致患者死亡。由于中成药的制作工艺问题，静脉注射类的中成药引起的不良反应事件较多。排除客观风险（比如血管情况、血栓风险等），针对既往有该药物或类似药物不良反应的老年人，应谨慎用药。确需用药的，要密切观察用药过程中老年人的情况，避免不良反应的发生。

第二节　中医适宜技术的风险

一、毫针

毫针疗法又名针刺，在治疗过程中患者可能突然发生头晕、目眩、心悸、恶心、晕厥等。导致这些情况出现的原因是多方面的，常见原因如下。

（1）体质原因：多见于体质虚弱或过敏体质，以及血管神经功能不稳定者，严重时会出现意识丧失。

（2）心理原因：因缺乏相关体验而产生恐惧、紧张等情绪。

（3）病理原因：平素有自主神经功能紊乱者，特别是有直立性低血压病史的老年人。

（4）刺激原因：穴位刺激过强可致心悸、气短、恶心欲吐、乏力、血压下降，甚至发生休克。

（5）体位原因：以立位、正坐位多见，也有卧位发生的情况。

（6）环境原因：气候闷热、空气混浊、环境喧闹等。

针对以上因素，医生在操作中应密切观察患者，减少以上不良反应的发生。

二、艾灸

（一）晕灸风险

在施艾过程中如果出现头晕眼花、胸闷心悸、恶心欲呕、疲乏嗜睡、全身不适，甚至面色灰白、汗出肢冷、唇甲发绀、意识丧失、昏扑在地等表现，称为晕灸。其与体质虚弱、精神紧张、饥饿、疲劳、诊室环境不良（闷热，空气混浊，艾烟呛人）、刺激量过强（选穴过多，施灸时间过长）等因素有关。应注意饥饿患者，不宜艾灸；过度疲劳、体质虚弱者，不宜艾灸；精神紧张者，不宜艾灸；初次施灸者，刺激量不宜过大等。

（二）灸疗过敏

若施灸之后，施灸部位皮肤出现红色小疹或全身出现风团样丘疹，瘙痒难忍，伴发热，严重者甚至出现胸闷、呼吸困难、面色苍白、大汗淋漓、脉搏细微，则需考虑为灸疗过敏。导致过敏的主要原因包括患者本身为过敏体质，有哮喘、麻疹史或对多种药物、花粉过敏史。过敏的出现，还可能与艾叶中含有某些致敏物质有关。所以在艾灸治疗前需询问患者病史，了解有无过敏史，特别是对艾灸有无过敏史。前者慎用艾灸，后者禁用艾灸。同时慎察先兆，在艾灸过程中密切观察患者，一旦出现过敏反应先兆，立即停止艾灸，改用他法。

（三）烫伤

因老年人皮肤脆弱，且对温度的感知减退，在艾灸治疗过程中需严格控制操作的距离和方式，避免出现烫伤等情况。若不慎出现烫伤，需注意伤口处理，避免伤口感染。

三、经穴推拿

在经穴推拿中常见的不良反应有皮肤瘀斑、破损、软组织损伤、晕厥、疼痛、骨折、脱位、脊髓损伤等。因老年人普遍体质较弱，有骨质疏松等情况存在，在经穴推拿中掌握力道及技巧非常关键，若在操作前没有充分了解老年人的基本情况和既往病史，在操作中就可能导致损伤出现。

四、刮痧、拔罐

刮痧、拔罐等治疗偏于泻，对于体质偏虚的老年人，需谨慎。此外老年人皮肤相对脆弱，在进行刮痧、拔罐等操作时，需避免出现皮肤破损等情况。

五、中药熏洗

　　进行中药熏洗时，会导致血液循环加快，可能会影响血压、心肺功能，患有高血压、心脑血管疾病的老年人慎用。在用中药熏洗的时候，药液温度以 50℃～70℃为宜，防止温度过高出现烫伤。一般饭前和饭后半个小时内都不可以进行中药熏洗，否则可能会引起头晕等不适。

第四章　医养结合中医药服务
对象的综合评估

由于医养结合中医药服务对象多数患有一种以上的慢性病，因此，在开展中医药服务的过程中，针对不同的人群，提供服务的医护人员应先对其进行评估，了解其生活能力、失能级别、失智情况，存在的健康风险，并针对性地制订中医药服务项目，以减轻疾病带来的痛苦，促进老年慢性病的康复。

第一节　居家、社区康养老年人的综合评估

居家、社区康养老年人特指患有慢性病，但处于疾病稳定期、康复期，居家和在社区康养的老年人群。主要开展生活活动能力评估，常用量表为 Barthel 指数评分量表（表 4-1）。

表 4-1　Barthel 指数评分量表

项目	进食	洗澡	修饰	穿衣	控制大便	控制小便	如厕	床椅移动	平地行走	上下楼梯
完全独立	10	5	5	10	10	10	10	15	15	10
需部分帮助	5	0	0	5	5	5	5	10	10	5
需极大帮助	2	—	—	0	0	0	0	5	5	0
完全依赖	—	—	—	—	—	—	—	0	0	—

总分：_____分
备注：≤40分，重度依赖；41~60分，中度依赖；61~99分，轻度依赖；100分，无依赖

通过量表评估，自理能力评分在 80 分以上的，可居家上门提供艾灸、经穴推拿、穴位贴敷等中医适宜技术和中药给药指导、中医情志指导、中医饮食指导、运动指导（包括太极拳、八段锦、五禽戏等）等中医药健康管理项目。

有条件的也可按《关于开展老年护理需求评估和规范服务工作的通知》（国卫医发〔2019〕48 号）进行护理需求评估。

第二节　机构康养老年人的综合评估

机构康养老年人特指患有多种疾病，有不同程度失能或失智，需要长期健康监护，在医养结合机构中康养的老年人群。医养结合机构主要提供老年护理需求评估和健康风险评估，根据评估结果，制订干预措施，提供相应的中医药服务。

一、老年护理需求评估

老年护理需求评估常用老年人能力评估标准表（包括老年人日常生活活动能力、精神状态与社会参与能力、感知觉与沟通能力评分情况）和老年综合征罹患情况表（试行）进行，具体见表 4-2 至表 4-6，根据老年人能力和老年综合征罹患情况的评估结果，对照护理需求等级评定表（试行）（表 4-7），将老年人护理需求分为 5 个等级。

表 4-2　老年人能力评估标准表

日常生活活动能力	精神状态与社会参与能力				感知觉与沟通能力			
	0 分	1~8 分	9~24 分	25~40 分	0 分	1~4 分	5~8 分	9~12 分
0 分	完好	完好	轻度受损	轻度受损	完好	完好	轻度受损	轻度受损
1~20 分	轻度受损	轻度受损	中度受损	中度受损	轻度受损	轻度受损	中度受损	中度受损
21~40 分	中度受损	中度受损	中度受损	重度受损	中度受损	中度受损	中度受损	重度受损
41~60 分	重度受损	重度受损	重度受损	重度受损	重度受损	重度受损	重度受损	重度受损

说明：1. 本表根据 WHO 国际功能、残疾和健康分类（ICF）、日常生活活动能力评分量表（ADLs）、工具性日常生活活动能力量表（IADLs）、简易智能精神状态检查表（MMSE）、临床失智评估量表（CDR）、Barthel 指数评分量表、护理分级、老年人能力评估等，结合我国老年人护理特点和部分地方实践经验制订。

2. 根据对老年人日常生活活动能力、精神状态与社会参与能力、感知觉与沟通能力 3 个维度的评估情况，将老年人能力评定为 4 个等级，即完好、轻度受损、中度受损、重度受损。

3. 老年人日常生活活动能力、精神状态与社会参与能力、感知觉与沟通能力评分表分别见表 4-3、表 4-4、表 4-5。

4. 评估流程：首先根据日常生活活动能力得分情况确定区间，再结合精神状态与社会参与能力、感知觉与沟通能力等的得分情况确定老年人能力等级，以最高的能力等级为准。

5. 本表引自《关于开展老年护理需求评估和规范服务工作的通知》（国卫医发〔2019〕48 号）。

表 4-3　老年人日常生活活动能力评分表

评估项目	具体评估指标及分值	分值
1. 卧位状态左右翻身	0分，不需要帮助	
	1分，在他人的语言指导下或照看下能够完成	
	2分，需要他人动手帮助，但以自身完成为主	
	3分，主要靠帮助，自身只是配合	
	4分，完全需要帮助，或更严重的情况	
2. 床椅转移	0分，个体可以独立地完成床椅转移	
	1分，个体在床椅转移时需要他人监控或指导	
	2分，个体在床椅转移时需要他人少量接触式帮助	
	3分，个体在床椅转移时需要他人大量接触式帮助	
	4分，个体在床椅转移时完全依赖他人	
3. 平地步行	0分，个体能独立平地步行 50m 左右，且无摔倒风险	
	1分，个体能独立平地步行 50m 左右，但存在摔倒风险，需要他人监控，或使用拐杖、助行器等辅助工具	
	2分，个体在步行时需要他人少量扶持帮助	
	3分，个体在步行时需要他人大量扶持帮助	
	4分，无法步行，完全依赖他人	
4. 非步行移动	0分，个体能够独立地使用轮椅（或电动车）从 A 地移动到 B 地	
	1分，个体使用轮椅（或电动车）从 A 地移动到 B 地时需要监护或指导	
	2分，个体使用轮椅（或电动车）从 A 地移动到 B 地时需要少量接触式帮助	
	3分，个体使用轮椅（或电动车）从 A 地移动到 B 地时需要大量接触式帮助	
	4分，个体使用轮椅（或电动车）时完全依赖他人	
5. 活动耐力	0分，正常完成日常活动，无疲劳	
	1分，正常完成日常活动轻度费力，有疲劳感	
	2分，完成日常活动比较费力，经常疲劳	
	3分，完成日常活动十分费力，绝大多数时候都很疲劳	
	4分，不能完成日常活动，极易疲劳	
6. 上下楼梯	0分，不需要帮助	
	1分，在他人的语言指导下或照看下能够完成	
	2分，需要他人动手帮助，但以自身完成为主	
	3分，主要靠帮助，自身只是配合	
	4分，完全需要帮助，或更严重的情况	

评估项目	具体评估指标及分值	分值
7. 食物摄取	0分，不需要帮助	
	1分，在他人的语言指导下或照看下能够完成	
	2分，使用餐具有些困难，但以自身完成为主	
	3分，需要喂食，喂食量超过一半	
	4分，完全需要帮助，或更严重的情况	
8. 修饰：包括刷牙、漱口、洗脸、洗手、梳头	0分，不需要帮助	
	1分，在他人的语言指导下或照看下能够完成	
	2分，需要他人动手帮助，但以自身完成为主	
	3分，主要靠帮助，自身只是配合	
	4分，完全需要帮助，或更严重的情况	
9. 穿/脱上衣	0分，不需要帮助	
	1分，在他人的语言指导下或照看下能够完成	
	2分，需要他人动手帮助，但以自身完成为主	
	3分，主要靠帮助，自身只是配合	
	4分，完全需要帮助，或更严重的情况	
10. 穿/脱裤子	0分，不需要帮助	
	1分，在他人的语言指导下或照看下能够完成	
	2分，需要他人动手帮助，但以自身完成为主	
	3分，主要靠帮助，自身只是配合	
	4分，完全需要帮助，或更严重的情况	
11. 身体清洁	0分，不需要帮助	
	1分，在他人的语言指导下或照看下能够完成	
	2分，需要他人动手帮助，但以自身完成为主	
	3分，主要靠帮助，自身只是配合	
	4分，完全需要帮助，或更严重的情况	
12. 使用厕所	0分，不需要帮助	
	1分，在他人的语言指导下或照看下能够完成	
	2分，需要他人动手帮助，但以自身完成为主	
	3分，主要靠帮助，自身只是配合	
	4分，完全需要帮助，或更严重的情况	

评估项目	具体评估指标及分值	分值
13. 小便控制	0分，每次都能不失控	
	1分，每月失控1~3次	
	2分，每周失控1次左右	
	3分，每天失控1次左右	
	4分，每次都失控	
14. 大便控制	0分，每次都能不失控	
	1分，每月失控1~3次	
	2分，每周失控1次左右	
	3分，每天失控1次左右	
	4分，每次都失控	
15. 服用药物	0分，能自己负责在正确的时间服用正确的药物	
	1分，在他人的语言指导下或照看下能够完成	
	2分，如果事先准备好服用的药物分量，可自行服药	
	3分，主要依靠帮助服药	
	4分，完全不能自行服用药物	
上述评估项目总分为60分，本次评估得分为_____分		

表4-4 精神状态与社会参与能力评分表

评估项目	具体评价指标及分值	分值
1. 时间定向	0分，时间观念（年、月、日、时）清楚	
	1分，时间观念有些下降，年、月、日清楚，但有时相差几天	
	2分，时间观念较差，年、月、日不清楚，可知上半年或下半年	
	3分，时间观念很差，年、月、日不清楚，可知上午或下午	
	5分，无时间观念	
2. 空间定向	0分，可单独出远门，能很快掌握新环境的方位	
	1分，可单独来往于近街，知道现住地的名称和方位，但不知回家路线	
	2分，只能单独在家附近行动，对现住地只知名称，不知道方位	
	3分，只能在左邻右舍间串门，对现住地不知名称和方位	
	5分，不能单独外出	

评估项目	具体评价指标及分值	分值
3. 人物定向	0分，知道周围人们的关系，知道祖孙、叔伯、姑姨、侄子侄女等称谓的意义；可分辨陌生人的大致年龄和身份，可用适当称呼	
	1分，只知家中亲密近亲的关系，不会分辨陌生人的大致年龄，不能称呼陌生人	
	2分，只能称呼家中人，或只能照样称呼，不知其关系，不辨辈分	
	3分，只认识常同住的亲人，可称呼子女或孙子女，可辨熟人和生人	
	5分，只认识保护人，不辨熟人和生人	
4. 记忆	0分，总是能够保持与社会、年龄所适应的长、短时记忆，能够完整地回忆	
	1分，出现轻度的记忆紊乱或回忆不能（不能回忆即时信息，3个词语经过5分钟后仅能回忆0或1个）	
	2分，出现中度的记忆紊乱或回忆不能（不能回忆近期记忆，不记得上一顿饭吃了什么）	
	3分，出现重度的记忆紊乱或回忆不能（不能回忆远期记忆，不记得自己的老朋友）	
	5分，记忆完全紊乱或完全不能对既往事物进行正确的回忆	
5. 攻击行为	0分，没出现	
	1分，每月出现一两次	
	2分，每周出现一两次	
	3分，过去3天里出现过一两次	
	5分，过去3天里天天出现	
6. 抑郁症状	0分，没出现	
	1分，每月出现一两次	
	2分，每周出现一两次	
	3分，过去3天里出现过一两次	
	5分，过去3天里天天出现	
7. 强迫行为	0分，无强迫症状（如反复洗手、关门、上厕所等）	
	1分，每月有1~2次强迫行为	
	2分，每周有1~2次强迫行为	
	3分，过去3天里出现过1~2次	
	5分，过去3天里天天出现	

评估项目	具体评价指标及分值	分值
8. 财务管理	0分，金钱的管理、支配、使用，能独立完成	
	1分，因担心算错，每月管理约1000元	
	2分，因担心算错，每月管理约300元	
	3分，接触金钱机会少，主要由家属代管	
	5分，完全不接触金钱等	
上述评估项目总分为40分，本次评估得分为_____分		

表4-5 感知觉与沟通能力评分表

评估项目	具体评价指标及分值	分值
1. 意识水平	0分，意识清楚，对周围环境警觉	
	1分，嗜睡，表现为睡眠状态过度延长。当呼唤或推动其肢体时可唤醒，并能进行正确的交谈或执行指令，停止刺激后又继续入睡	
	2分，昏睡，一般的外界刺激不能使其觉醒，给予较强烈的刺激时可有短时的意识清醒，醒后可简短回答提问，当刺激减弱后又很快进入睡眠状态	
	3分，昏迷，处于浅昏迷时对疼痛刺激有回避和痛苦表情；处于深昏迷时对刺激无反应（若评定为昏迷，直接评定为重度失能，可不进行以下项目的评估）	
2. 视力（若平日带老花镜或近视镜，应在佩戴眼镜的情况下评估）	0分，视力完好，能看清书报上的标准字体	
	1分，视力有限，看不清报纸标准字体，但能辨认物体	
	2分，辨认物体有困难，但眼睛能跟随物体移动，只能看到光、颜色和形状	
	3分，没有视力，眼睛不能跟随物体移动	
3. 听力（若平时佩戴助听器，应在佩戴助听器的情况下评估）	0分，可正常交谈，能听到电视、电话、门铃的声音	
	1分，在轻声说话或说话距离超过2米时听不清	
	2分，正常交流有些困难，需在安静的环境、大声说话或语速很慢，才能听到	
	3分，完全听不见	
4. 沟通交流（包括非语言沟通）	0分，无困难，能与他人正常沟通和交流	
	1分，能够表达自己的需要或理解别人的话，但需要增加时间或给予帮助	
	2分，勉强可与人交往，谈吐内容不清楚，表情不恰当	
	3分，不能表达需要或理解他人的话	
上述评估项目总分为12分，本次评估得分为_____分		

表4-6　老年综合征罹患情况表（试行）

姓名：_____　　　性别：_____　　　年龄：_____

请判断老年人是否存在以下老年综合征：

1. 跌倒（30天内）	□无　□有
2. 谵妄（30天内）	□无　□有
3. 慢性疼痛	□无　□有
4. 老年帕金森综合征	□无　□有
5. 抑郁症	□无　□有
6. 晕厥（30天内）	□无　□有
7. 多重用药	□无　□有
8. 痴呆	□无　□有
9. 失眠症	□无　□有
10. 尿失禁	□无　□有
11. 压力性损伤	□无　□有
12. 其他（请补充）：	
老年综合征罹患合计_____项	

表4-7　护理需求等级评定表（试行）

护理需求等级	维度	
	老年人能力等级	老年综合征罹患项数
0级（能力完好）	完好	1~2项
1级（轻度失能）	完好	3~5项
	轻度受损	1~2项
2级（中度失能）	轻度受损	3~5项
	中度受损	1~2项
3级（重度失能）	中度受损	3~5项
	重度受损	1~2项
4级（极重度失能）	重度受损	3~5项
	——	5项及以上

二、健康风险评估

失能老年人的健康风险评估见表 4-8。

表 4-8　失能老年人健康风险评估表

指标一：基本情况		
基础疾病	既往病史	□1. 无　□2. 高血压病　□3. 2 型糖尿病　□4. 冠心病　□5. 慢性阻塞性肺疾病　□6. 恶性肿瘤　□7. 脑血管意外　□8. 阿尔茨海默病（认知障碍）　□9. 严重精神障碍　□10. 骨质疏松症　□11. 压力性损伤　□12. 骨折、慢性心衰　□13. 其他
	现存主要问题	□1. 神经系统：　　□2. 循环系统：　　□3. 呼吸系统： □4. 消化系统：　　□5. 内分泌系统：　□6. 泌尿系统： □7. 生殖系统：　　□8. 血液系统：　　□9. 免疫系统： □10. 运动系统：　□11. 其他： □罹患综合征：
	风险分值：□无既往病史与现存疾病，分值为 0 分　□有既往病史，现存疾病有 1~2 种，分值为 1 分　□有既往病史，现存疾病有 3~4 种，分值为 2 分　□有既往病史，现存疾病 4 种或以上，分值为 3 分	
皮肤状况	评估情况	皮肤颜色：□正常　□苍白　□潮红　□黄疸　□发绀　□水肿　□其他 皮肤完整性：□完整　□不完整（□皮疹　□出血点　□红臀　□溃疡　□破损　□其他） 压力性损伤：□无　□有（□Ⅰ期　□Ⅱ期　□Ⅲ期　□Ⅳ期　□深部组织损伤　□不明确分期损伤）
	风险分值：□无异常，风险分值为 0 分　□有 1~3 项，风险分值为 1 分　□有 4~5 项，风险分值为 2 分　□有 6 项及以上，风险分值为 3 分	
排泄情况	评估情况	排尿：□正常　□尿裤　□留置尿管　□膀胱造瘘　□失禁　□其他 排便：□正常　□便秘　□慢性腹泻　□胃肠造瘘　□失禁　□其他
	风险分值：□无异常，风险分值为 0 分　□有 1~2 项，风险分值为 1 分　□有 3~4 项，风险分值为 2 分　□有 5 项及以上，风险分值为 3 分	
心理精神	评估情况	□健康　□危险因素（□自杀倾向　□攻击他人　□心理疾病）
	风险分值：□无异常，风险分值为 0 分　□有危险因素，风险分值为 3 分	
多重用药	评估情况	□无　□有（□1~2 种　□3~4 种　□5 种及以上）
	风险分值：□无，风险分值为 0 分　□有 1~2 种，风险分值为 1 分　□有 3~4 种，风险分值为 2 分　□有 5 种及以上，风险分值为 3 分	

指标一：基本情况		
不良习惯	评估情况	个人嗜好：□吸烟 □饮酒 □乱吃零食 □其他不良嗜好 生活方式：□暴饮暴食 □饮水不足 □不合理膳食 □运动不足 □生活不规律 □其他 睡眠状态：□正常 □睡眠不足或过剩 □日夜颠覆 □药物助眠
	风险分值：□无，风险分值为0分 □有1~3项，风险分值为1分 □有4~6项，风险分值为2分 □有7项及以上，风险分值为3分	

慢性疼痛 评估情况

1. 脸谱评分法（FPS）
适用于急性疼痛期，文化程度较低，表达能力丧失的老年人。

2. 数字评分法（NRS）
适用于文化程度较高，无意识障碍且语言表达正常的老年人。

说明：每个数字之间间隔相同，0~10表示无痛到剧痛，0表示无疼痛，10表示疼痛程度最重。

3. 阿尔茨海默病晚期评估法（PAINAD）
适用于老年性痴呆晚期、不能进行沟通的不舒适老年人，数字概念不清楚的老年人，轻度和中度认知功能损害老年人。

序号	临床表现	评分标准			得分
		0分	1分	2分	
1	呼吸	正常	偶尔呼吸费力或短时间过度通气	长时间过度通气或睡眠呼吸暂停综合征	
2	负性发声	没有	偶尔小声呻吟	大声呻吟、喊叫	
3	面部表情	微笑或无表情	悲哀、紧张、皱眉	痛苦表情	
4	形体语言	放松	紧张、坐立不安、握拳、攻击他人		
5	可安慰程度	无需安慰	可安抚	不能安抚	

说明：0分，无疼痛；1~2分，轻微疼痛（睡眠不受影响）；3~4分，轻度疼痛（睡眠不受影响，能忍受）；5~6分，中度疼痛（影响睡眠，不能忍受）；7~8分，重度疼痛（疼痛难忍，全身大汗，无法入睡，要求止痛剂）；9~10分，剧痛（疼痛剧烈，无法忍受，需强止痛剂）。

使用方法： 得分： 疼痛性质：

风险分值：□无，风险分值为0分 □轻微疼痛，风险分值为1分 □中度疼痛，风险分值为2分 □重度疼痛，风险分值为3分

指标二：压力性损伤风险评估（Braden 评估）

临床危险因素	评分及依据			
	1分	2分	3分	4分
感知觉	□完全丧失	□大部分丧失	□轻度丧失	□没有损伤
活动能力	□卧床不起、医疗限制	□活动受限/可坐椅子	□可偶尔下床行走	□可经常下床行走
移动能力	□无法自行翻身/行动	□大部分他人协助翻身	□少量协助翻身	□可自行翻身
潮湿	□持续潮湿	□潮湿	□有时潮湿	□很少潮湿
营养	□重度营养摄入不足	□可能营养摄入不足	□营养摄入适当	□营养摄入良好
摩擦力/剪切力	□有此问题	□有潜在问题	□没有问题	—
高危评估得分				

说明：Braden 评估总分为 23 分。轻度危险，15～18 分；中度危险，13～14 分；高度危险，10～12 分；极度危险，9 分以下

风险分值：□轻度危险，风险分值为 1 分　□中度危险，风险分值为 2 分　□高度危险，风险分值为 3 分　□极度危险，风险分值为 4 分

指标三：噎呛风险评估

分级	标准
1级（优）	□能顺利地 1 次将水咽下
2级（良）	□分 2 次以上，能不呛咳地咽下
3级（中）	□能 1 次咽下，但有呛咳
4级（可）	□分 2 次以上咽下，但有呛咳
5级（差）	□频繁呛咳，不能全部咽下

说明：进行洼田饮水试验（患者端坐，喝下 30 毫升温开水，观察所需时间和呛咳情况）评估噎呛风险。

正常：1 级，5 秒之内咽下；可疑：1 级，5 秒以上咽下或 2 级；异常，3～5 级

风险分值：□正常，风险分值为 0 分　□可疑，风险分值为 1 分　□异常，风险分值为 3 分

指标四：跌倒风险							
运动	权重	睡眠状况	权重	用药史	权重	相关病史	权重
□步态异常/假肢	3	□多醒	1	□新药	1	□神经科疾病	1
□行走需要辅助设施	3	□失眠	1	□心血管药物	1	□骨质疏松症	1
□行走需要旁人帮助	3	□夜游症	1	□降压药	1	□骨折史	1
跌倒史	权重	感觉障碍	权重	□镇静催眠药	1	□低血压	1
□有跌倒史	2	□视觉受损	1	□戒断治疗	1	□药物/乙醇戒断	1
□因跌倒住院	3	□听觉受损	1	□糖尿病用药	1	□缺氧症	1
精神状态	权重	□感觉性失语	1	□抗癫痫药	1	□年龄 80 岁及以上	3
□谵妄	3	□其他情况	1	□麻醉药	1		
□痴呆	3	自控能力	权重	□其他	1		
□兴奋/行为异常	2	□大便/小便失禁	1				
□意识恍惚	3	□频率增加	1				
		□保留导尿	1				

得分：	风险评定：
说明：低危，1~2 分；中危，3~9 分；高危，10 分及以上	
风险分值：□低危，风险分值为 1 分 □中危，风险分值为 2 分 □高危，风险分值为 3 分	

指标五：营养风险（MNA－SF）	
既往 3 个月内是否由于食欲下降、消化问题、咀嚼或吞咽困难而摄食减少？	□0（严重的食欲下降） □1（轻度的食欲下降） □2（无食欲下降）
既往 3 个月内体重下降情况	□0（体重丢失超过 3kg） □1（丢失体重不清楚） □2（体重丢失在 1~3 kg） □3（无体重下降）

指标五：营养风险（MNA－SF）	
活动能力	□0（需卧床或长期坐着） □1（不依赖床或椅子，但不能外出） □2（能独立外出）
在过去的 3 个月内，是否遭受精神创伤或急性疾病？	□0（是）　　　　□2（否）
精神问题	□0（严重智力减退或抑郁） □1（轻度智力减退） □2（无精神问题）

指标五：营养风险（MNA-SF）			
肥胖 判断指标	体量指数（BMI）＝体重/身高 （kg/m²）	□0（BMI＜18.5） □1（18.5≤BMI＜24） □2（24≤BMI＜28） □3（BMI≥28）	
	腰围	男性＜90cm，女性＜85cm	
	腰臀比	男性平均 0.81，女性平均 0.73	

说明：1. MNA-SF（微营养评定法）≥12，无营养不良风险；8≤MNA-SF≤11，存在营养不良风险；MNA-SF＜8，存在营养不良。
2. BMI＜18.5，体重过低；18.5≤BMI＜24，正常；24≤BMI＜28，超重；BMI≥28，肥胖。
3. 腰围男性≥90cm、女性≥85cm，腰臀比男性＞0.81、女性＞0.73，易患肥胖病

风险分值：□无营养不良风险，BMI、腰围指标正常，风险分值为 0 分　□存在营养不良风险、BMI＜18.5 或 24≤BMI＜28、腰围指标正常，风险分值为 1 分　□存在营养不良、BMI≥28、腰围指标异常，风险分值为 3 分

指标六：导管滑脱风险

导管脱落风险项目		风险分值
导管类型	□气管切开导管　□"T"形引流管（多条管道可累积计分）	3
	□胸腔引流管　□中心静脉导管（多条管道可累积计分）	2
	□胃管　□氧气管　□导尿管　□外周静脉导管（多条管道可累积计分）	1
年龄	□70 岁以上（70 岁以下不得分）	2
意识	□烦躁　　□谵妄	2
	□嗜睡　　□意识模糊	3
	□昏迷　　□使用镇静剂	2
精神状态	□精神行为异常　□抑郁状态	3
	□痴呆　　□认知障碍	2
病史	□自杀史　□拔管史	3
导管固定方式	□胶布	3
	□固定器	2
	□纱布条	1
活动	□绝对卧床　　□定时翻身	1
	□使用助行器　　□行动不稳	2
	□完全自主活动	1
	□有约束指征未约束	2
疼痛/不适	□疼痛 1 级　　□有不适，可耐受	1
	□疼痛 2~3 级　　□有不适，不能耐受	2

指标六：导管滑脱风险		
合作性	□差、不配合	3
	□间断配合	1
得分：　　　　　风险评定：		
说明：1. 导管类型中如有多条管道可累积计分，其余项目不累积计分； 2. 评分≤8分，轻度风险；评分9～12分，中度风险；评分≥13分，高度风险；评分≥19分，导管随时可能滑脱		
风险分值：□轻度风险，风险分值为1分　□中度风险，风险分值为2分　□高度风险，风险分值为3分　□导管随时可能滑脱，风险分值为4分		
健康风险定级参考值： □一级：分值为0～6分　□二级：分值为7～12分　□三级：分值为13～24分　□四级：分值为25～37分		

第三节　失智老年人的评估

失智老年人一般指存在认知障碍的老年人，包括轻度认知障碍和痴呆。

轻度认知障碍是介于正常老化过程与痴呆之间的一种过渡状态，被认为是痴呆前期状态，表现为轻度的记忆力减退及语言功能、注意力、执行功能等认知功能的减退。

老年痴呆指发生于老年期，由大脑退行性病变、脑外伤、脑血管病变、颅脑感染、脑部肿瘤及代谢异常等各种原因引起的持续时间较长的以智力损害为主要表现的一组临床综合征。

通过评估，可以确定老年人的失智程度，制订相对应的干预措施。常用评估量表见表4－9。

表 4－9　简易智能精神状态检查表（MMSE）

项目						得分		
定向力 （10分）	1. 今年是哪一年					1	0	
	现在是什么季节？					1	0	
	现在是几月份？					1	0	
	今天是几号？					1	0	
	今天是星期几？					1	0	
	2. 您住在哪个省？					1	0	
	您住在哪个县（区）？					1	0	
	您住在哪个村（街道)？					1	0	
	我们现在在什么地方？（这是哪里?）					1	0	
	我们在第几层楼？					1	0	

项目		得分					
记忆力 （3分）	3. 现在我告诉您三种东西（任意的与其生活工作相关的物品），我说完后，请您重复一遍并记住，待会还会问您（各1分，共3分）			3	2	1	0
注意力和计算力（5分）	4. 100－7＝? 连续减5次（93、86、79、72、65，各1分，共5分。若错了，但下一个答案正确，只记一次错误）	5	4	3	2	1	0
回忆能力 （3分）	5. 现在请您说出我刚才告诉您让您记住的那些东西			3	2	1	0
语言能力 （9分）	6. 命名能力： 出示手表，问这个是什么东西					1	0
	出示钢笔，问这个是什么东西					1	0
	7. 复述能力：我现在说一句话，请跟我清楚地重复一遍（四十四只石狮子）					1	0
	8. 阅读能力：（闭上您的眼睛）请您念念这句话，并按上面意思去做					1	0
	9. 三步命令： 我给您一张纸，请您按我说的去做，现在开始："用右手拿着这张纸，用两只手将它对折起来，放在您的左腿上。"（右手拿纸，把纸对折起来，放在腿上，每个动作1分钟，共3分）			3	2	1	0
	10. 书写能力：要求受试者自己写一句完整的句子/口述一句完整的、有意义的句子（句子必须有主语、动词），记录所述句子的全文					1	0
	11. 结构能力： （出示图案）请您照上面图案画 下来					1	0

1. 认知功能障碍：27~30分，正常；＜27分，认知功能障碍；21~26分，轻度；10~20分，中度；0~9分，重度；

2. 痴呆划分标准：文盲≤17分，小学程度≤20分，中学/中专≤22分，大学/大专≤22分；

3. 痴呆严重程度分级：轻度，≥21分；中度，10~20分；重度，≤9分

第五章 医养结合适宜开展 的中医药服务项目

第一节 医养结合常用中医药服务项目

一、中药处方

中药处方是在中医药理论的指导下，通过"望、闻、问、切"对患者进行辨证，根据辨证论治的原则给予相应的中药方剂治疗。

二、毫针疗法

毫针疗法主要以毫针为工具，通过对人体十四经络上的腧穴施行一定的操作，通调营卫气血，调整经络、脏腑功能，从而治疗相关疾病。毫针治疗的优势病种主要为颈肩腰腿痛、中风后遗症等。

三、艾灸疗法

艾灸疗法简称灸法，是运用艾绒或其他药物在体表的穴位上烧灼、温熨，借灸火的热力及药物的作用，通过经络的传导，达到温通气血、扶正祛邪、防治疾病的目的。中医辨证为气虚、阳虚、寒证等的患者皆可使用。

四、耳穴压贴

耳穴压贴是以中国传统的医学理论和现代全息生物学说为依据，通过刺激耳廓上相应的穴位防治疾病的方法。耳与经络、脏腑有着密切的联系，"十二经脉上行于耳""耳为宗脉之所聚""肾开窍于耳"。耳廓上分布着较丰富的神经，如躯体神经、脑神经、交感神经，它们在耳廓相互重叠，形成神经丛。耳穴既是全身疾病的反应点，又是疾病的治疗点，通过敷贴、针刺、放血、艾灸、按摩耳穴等方法可以达到"治病而不致病"的目的，有不良反应小、见效快、取材易、疗效好、经济、简便等优点。

五、经穴推拿

经穴推拿是一种非药物的自然疗法、物理疗法，通常是指医者运用推、拿、按、摩、揉、捏、点、拍等形式多样的手法和力道，作用于病患体表受伤的部位、不适之所在、特定的腧穴、疼痛的地方，以期达到疏通经络、调畅气血、扶伤止痛、祛邪扶正、调和阴阳、延长寿命的功效。

六、中药泡洗

中药泡洗是利用合适的中药配方熬成中药水来泡洗，其中的有效中药成分在热水的热力帮助下，进入人体血液循环系统，从而达到改善体质、调理身体功能、治疗疾病的效果。中药泡洗通过温度和药物，利用皮肤御邪、分泌、吸收、渗透、排泄、感觉等多种功能，改善局部皮肤、肌肉、关节的代谢，强化治疗效果，能调和周身气血，调整脏腑功能，治疗多种疾病。

七、中医运动指导

中医运动指导是运用传统的体育运动方式指导个体进行锻炼，以活动筋骨、调节气息，从而达到畅达经络、调和气血、增强体质、宁心安神的目的。主要的中医运动方式有太极拳、八段锦、五禽戏等。

第二节　医养结合中医药服务干预措施建议

医养结合中医药服务干预措施建议见表5-1。

表5-1　医养结合中医药服务干预措施建议

共性干预措施	常见慢性病	□中医体质辨识和治未病管理　□开具中药处方　□中医饮食护理　□运动指导
	功能维持与康复	□中药泡洗　□穴位贴敷　□中药外敷　□耳穴压贴　□中药给药指导　□中医情志指导　□中医饮食护理　□中医运动指导
	认知与情绪管理	□中医情志指导

续表5-1

个性干预措施（根据需求确定）	居家、社区康养老年人		□中医体质辨识和治未病管理 □开具中药处方 □艾灸 □拔罐 □中药外敷 □中药给药指导 □中医情志指导 □中医饮食护理 □中医运动指导
	机构失能老年人	一级	□中医体质辨识和治未病管理 □开具中药处方 □针刺 □艾灸 □经穴推拿 □穴位贴敷 □中药外敷 □中药泡洗 □耳穴贴压 □中药灌肠 □中药给药指导 □中医情志指导 □中医饮食指导
		二级	□针刺 □艾灸 □经穴推拿 □穴位贴敷 □中药外敷 □中药泡洗 □耳穴贴压 □中药灌肠 □中药给药指导 □中医情志指导 □中医饮食指导
		三级	□艾灸 □经穴推拿 □穴位贴敷 □中药外敷 □中药泡洗 □耳穴贴压 □中药灌肠 □中药给药指导 □中医情志指导 □中医饮食指导
		四级	□经穴推拿 □穴位贴敷 □中药外敷 □中药泡洗 □耳穴贴压 □中药灌肠 □中药给药指导 □中医情志指导 □中医饮食指导
个性干预措施（根据需求确定）	机构失智老年人	轻度认知障碍	□开具中药处方 □经穴推拿 □穴位贴敷 □中药外敷 □中药泡洗 □耳穴贴压 □中药灌肠
		痴呆	□经穴推拿 □穴位贴敷 □中药外敷 □中药泡洗 □耳穴贴压 □中药灌肠
	其他个性化需求		根据需要制订

第三节 医养结合中医药服务项目建议

医养结合中医药服务项目建议见表5-2。

表5-2 医养结合中医药服务项目建议

常见慢性病及共病管理	服务内容
高血压	辨证后开具中药处方，可提供穴位贴敷、针刺、耳穴贴压、中医情志指导、中医饮食指导等中医药服务，进行身体功能调节
糖尿病	辨证后开具中药处方，可提供中药泡洗、中医饮食指导等中医药服务，进行身体功能调节
慢性阻塞性肺疾病	辨证后开具中药处方，可提供针刺、穴位贴敷、艾灸等中医药服务，还可提供运动指导如太极拳，鼓励老年人长期坚持锻炼以改善心肺功能
脑血管意外	辨证后开具中药处方，可提供针刺、经穴推拿、中药熏蒸等中医药服务，在康复期可提供中医饮食指导和中医运动指导等

续表5-2

常见慢性病及共病管理	服务内容
骨质疏松症	辨证后开具中药处方，可提供针刺、穴位贴敷等中医药服务
阿尔茨海默病	辨证后开具中药处方，可提供针刺、耳穴贴压、经穴推拿、中医饮食指导、中医情志指导等中医药服务，进行疾病治疗和身体功能调节
慢性疼痛	如有，可辨证后开具中药处方，根据疾病类型提供针刺、中药泡洗、中医情志指导等缓解疼痛
排泄情况	如出现肠梗阻等，可在执业中医师指导下提供中药灌肠
心理干预	根据老年人个体情况，可提供中医情志指导、中医运动指导等调畅身心
康复锻炼	据老年人情况，可给予适当的中医运动指导

第六章　常见老年慢性病
的中医药服务

第一节　原发性高血压

高血压是心血管疾病、脑血管疾病和肾功能不全的主要危险因素，也是导致我国城乡居民死亡的主要原因。中国高血压调查（CHS）显示，我国患高血压人数高达 2.45 亿，但目前高血压控制率仅 16.8%，治疗高血压的根本目的是降低心血管事件发生风险。高血压的早期表现不典型，患者可出现头晕、头痛、出血、肢体麻木、注意力不集中、记忆力减退、烦躁、心悸、失眠等，中后期持续性血压增高可导致心脏病、脑卒中、视力下降、血管损伤、肾功能衰竭等。

一、诊断标准

（一）诊室血压测量诊断

①正常血压：收缩压（SBP）<130mmHg 和舒张压（DBP）<85mmHg。②正常高限：收缩压 130~139mmHg 和（或）舒张压 85~89mmHg。③1 级高血压：收缩压 140~159mmHg 和（或）舒张压 90~99mmHg。④2 级高血压：收缩压≥160mmHg 和（或）舒张压≥100mmHg。

（二）24 小时血压测量诊断

①日间（或清醒）平均值（SBP/DBP）≥135/85mmHg。②夜间（或睡眠）平均值（SBP/DBP）≥120/70mmHg。③24 小时平均值（SBP/DBP）≥130/80mmHg。

（三）血压控制目标

对于高血压患者，血压控制在<130/80mmHg 是理想目标。

二、病因病机

高血压在中医中属"眩晕"范畴，最早见于《黄帝内经》，如"诸风掉眩，皆属于肝""髓海不足，则脑转耳鸣，胫酸眩冒""上虚则眩"等，其认为眩晕属肝所主，与髓海不足、血虚、风火等多种因素有关。东汉张仲景认为痰饮是眩晕的重要致病因素之一，其著作《金匮要略》中记载"心下有支饮，其人苦冒眩，泽泻汤主之"。后世医家通过不断探索，对眩晕的病因病机提出了更多的见解，如风火、痰湿、阴虚等。现中医学界普遍认为眩晕的病因主要为情志不畅、年老体弱、病后体虚、饮食不节、瘀血内阻，其常见病理因素为风、火、痰、瘀。

三、辨证论治

眩晕的辨证可分为肝阳上亢、气血亏虚、肾精不足、痰湿中阻、瘀血阻窍。

（一）肝阳上亢

肝阳上亢证的主要表现为眩晕耳鸣，头目胀痛，口苦，失眠多梦，急躁易怒，颜面潮红，每遇烦劳郁怒则眩晕明显加重等，其代表方剂为天麻钩藤饮。

（二）气血亏虚

气血亏虚证的主要表现为眩晕动则加剧，气短懒言，神疲乏力，面色㿠白，唇甲不华，心悸少寐，每遇劳累则加重等，其代表方为归脾汤。

（三）肾精不足

肾精不足证的主要表现为眩晕日久不愈，精神萎靡不振，腰膝酸软，少寐多梦，健忘，两目干涩，或遗精滑泄，耳鸣齿摇，颧红咽干，五心烦热，或伴面色无华，形寒肢冷等，其代表方为左归丸。

（四）痰湿中阻

痰湿中阻证的主要表现为眩晕，头重昏蒙，胸闷恶心，呕吐痰涎，肢倦乏力，食少多寐等，其代表方为半夏白术天麻汤。

（五）瘀血阻窍

瘀血阻窍证的主要表现为眩晕，头痛，健忘，心悸，失眠，精神萎靡，耳鸣耳聋，面唇紫黯，其代表方为通窍活血汤。

四、其他中医治疗

其他中医药治疗主要包括穴位贴敷、毫针疗法、耳穴疗法、饮食调节、情志调养等。

（一）穴位贴敷

白花蛇舌草、蜈蚣、土鳖虫、地龙、蝉蜕、葛根、黄连、甘遂、白芥子、细辛、延胡素、三七、麝香各适量，打粉，清水调匀后涂抹于敷贴上，外敷于心俞、肝俞、肾俞及关元穴，隔日1次，15次为1个疗程。

（二）毫针疗法

主穴选取曲池、合谷、内关、足三里、三阴交，根据辨证分型再选取相应的配穴，宜用毫针行平补平泻法，每日1次或隔日1次，留针20~30分钟，10次为1个疗程。

（三）耳穴疗法

取神门、肝、肾、内分泌、降压沟，以王不留行贴于上述部位，每日或隔日1次，每日按压2~3次，10次为1个疗程。

（四）饮食调节

嘱患者少食肥甘厚味之品，多食青菜、瓜果、薯类，戒烟戒酒，每日食盐摄入量不超过5g，适量运动，控制体重，特别是要减小腹围。

药茶：①茶叶9g、红糖9g、高粱穗9g、茜草9g，水煎代茶饮。②菊花10g、芹菜30g，适量加水，煮3~5分钟，代茶饮。③玉米须150g，适量加水，煮10~15分钟，代茶饮。

（五）情志调养

现代研究表明，高血压与情绪密切相关，如焦虑、睡眠障碍等可引起交感神经异常兴奋从而引起血压升高，同时交感神经异常兴奋又可加剧情绪问题及睡眠障碍，从而导致恶性循环，故而情志调养对于高血压患者至关重要。鼓励患者多参加有利于调养情志的娱乐活动，多培养一些兴趣爱好，如园艺、垂钓、书画、琴棋、声乐等，可选听旋律优雅、曲调柔和、宁静安详的乐曲，保持心情舒畅，忌暴怒、郁闷、急躁。

第二节　2型糖尿病

2型糖尿病是一组由多病因引起的以慢性血糖升高为特征的代谢性疾病，由胰岛素分泌和（或）利用缺陷所引起。糖尿病患者长期糖类、脂肪、蛋白质代谢紊乱，可引起多系统损害，导致眼、肾、神经、心脏、血管等组织器官出现慢性进行性病变、功能减退及衰竭。病情严重或应激时，糖尿病患者可发生急性严重代谢紊乱，如糖尿病酮症酸中毒、高渗高血糖综合征。2型糖尿病的主要发病因素是肥胖，患者往往生活不规律，进食较多，且缺乏身体活动，导致能量堆积，体重超出正常范围。糖尿病的典型症状俗称"三多一少"，即多尿、多饮、多食，体重下降。有些老年人可能因感觉异常或感觉消失、夜间腹泻、体位性低血压，查出糖尿病性神经病变，甚至个别老年人由于足趾溃疡或坏死，经检查而诊断为"糖尿病足"。因此，针对老年人群，无论其有无临床症状，均应考虑糖尿病的可能，尤其是出现乏力、体重下降等情况时。

一、诊断标准

一般根据世界卫生组织（WHO）标准诊断糖尿病，糖代谢分类参考表 6－1。糖尿病的诊断标准见表 6－2。

表 6－1　糖代谢分类（WHO，1999）

糖代谢分类	餐后两小时血糖 mmol/L（mg/dL）	空腹血糖 mmol/L（mg/dL）	HbA$_{1c}$（%）
正常血糖	<7.8（<140）	<6.1（<110）	<6.0
空腹血糖受损（IFG）	<7.8（<140）	≥6.1（≥110），<7.0（<126）	6.0～6.4
糖耐量异常（IGF）	≥7.8（≥140），<11.1	<7.0（<126）	6.0～6.4
糖尿病	≥11.1（≥200）	≥7.0（≥126）	≥6.5

注：IFG 和 IGF 统称为糖调节受损。

表 6－2　糖尿病的诊断标准（WHO，1999）

诊断标准	静脉血浆葡萄糖（mmol/L）
（1）典型糖尿病症状（烦渴多饮、多尿、多食、不明原因的体重下降）加上随机血糖或加上	≥11.1
（2）空腹血糖或加上	≥7.0
（3）葡萄糖负荷后 2h 血糖，无典型糖尿病症状者，需改日复查确认	≥11.1

注：空腹状态指至少 8h 没有进食热量；随机血糖指不考虑上次用餐时间，一天中任意时间的血糖，不能用来诊断空腹血糖异常或糖耐量异常。

二、病因病机

本病中医病名为消渴，主要病机为阴津亏损，燥热偏胜，阴虚为本，燥热为标，两者互为因果，阴愈虚则燥热愈盛，燥热愈盛则阴愈虚。消渴涉及的脏腑主要为肺、胃、肾，三脏之中，虽可有所偏重，但往往又互相影响。其中，尤以肾最为重要。

三、辨证论治

消渴分为上消、中消、下消。上消多为肺热津伤，中消多为胃热炽盛证、气阴亏虚，下消则分为肾阴亏虚、阴阳两虚。

（一）上消

肺热津伤主要表现为口渴多饮，口舌干燥，尿频量多，烦热多汗，治疗代表方为消渴方。

（二）中消

（1）胃热炽盛：主要表现为多食易饥，口渴，尿多，形体消瘦，大便干燥，治疗代表方为玉女煎。

（2）气阴亏虚：主要表现为口渴引饮，能食与厌油并见，或饮食减少，精神不振，四肢乏力，体瘦，治疗代表方为七味白术散。

（三）下消

（1）肾阴亏虚：主要表现为尿频量多，浑浊如脂膏，或尿甜，腰膝酸软，乏力，头晕耳鸣，口干唇燥，皮肤干燥、瘙痒，治疗代表方为六味地黄丸。

（2）阴阳两虚：主要表现为小便频数，浑浊如膏，甚至饮一溲一，面容憔悴，耳轮干枯，腰膝酸软，四肢欠温，畏寒肢冷，阳痿或月经不调，治疗代表方为金匮肾气丸。

四、其他中医治疗方法

除药物治疗外，注意生活调摄对本病具有十分重要的意义。《儒门事亲·三消之说当从火断》说："不减滋味，不戒嗜欲，不节喜怒，病已而复作。能从此三者，消渴亦不足忧矣。"尤其是节制饮食，具有基础治疗作用。在保证机体合理营养需求的情况下，应限制主食、油脂的摄入，忌食糖类，饮食宜以适量米、麦、杂粮，配蔬菜、豆类、瘦肉、鸡蛋等，定时定量进餐；戒烟酒、浓茶及咖啡等。保持情志平和，维持有规律的生活。2 型糖尿病的老年患者容易出现皮肤疾患，如湿疹、荨麻疹、老年性皮肤瘙痒症、痒疹、糖尿病周围神经病变等。要预防上述情况，首先要养成健康卫生的生活习惯，其次保持皮肤清洁和滋润，尤其是冬季应该防治皮肤出现皲裂，防治抓伤引起的皮肤感染，注意补充维生素，必要时进行药物干预。

（一）糖尿病瘙痒症

中医认为糖尿病瘙痒症的产生与湿、热、毒有关，采用内服法与外洗法相结合进行治疗。

内服药：全身皮肤瘙痒用当归 10 克、白芍 10 克、赤芍 15 克、牡丹皮 10 克、防风 10 克、威灵仙 10 克、白鲜皮 30 克、苦参 10 克、黄柏 10 克、土鳖虫 10 克、水蛭 3 克；外阴瘙痒用苦参 10 克、黄柏 10 克、白鲜皮 30 克、地肤子 20 克、竹叶 15 克、车前草 30 克，若白带多加椿根白皮 30 克。把药材加水适量煎取 150 毫升，分早晚两次温服。

外用药：将苦参 30 克、黄柏 30 克、白鲜皮 30 克、地肤子 20 克装入纱布袋后煎煮，全身皮肤瘙痒者煎取 500 毫升，用棉纱布涂患处，每天 2～3 次，1 天 1 剂。或者采用泡澡的方式，将煎好的药汁倒入浴池，再加入适量温水，注意水的温度不要太高以免烫伤，水量不要太多，要保持药物的浓度，每天泡 20 分钟左右。外阴瘙痒者煎汁适量局部先熏再洗。

（二）糖尿病足

糖尿病足是由糖尿病下肢血管病变、神经病变、高血糖和细菌感染等共同作用引起的，是糖尿病的严重并发症，具有很强的致残性和致死性。中医辨证多为脾肾两虚、血脉闭阻、肢端失养。早期应用益气温阳活血的方法有一定防治作用。常用方剂有阳和汤、独活寄生汤、当归四逆汤、真武汤、金匮肾气丸、托里透脓汤、四妙勇安汤等。

第三节　慢性阻塞性肺疾病

慢性阻塞性肺疾病（COPD）简称慢阻肺，指一类以持续气流受限为主要特征，可预防及治疗的慢性气道炎症性疾病。显著特点是气流受限从不完全可逆变成进行性进展。肺功能检查是本病临床诊断的金标准。患者在吸入支气管扩张剂后 $FEV_1/FVC<70\%$ 表明存在持续气流受限。2018 年我国慢阻肺流行病学调查结果显示：慢阻肺的患病率在 40 岁以上人群为 13.7％。该病常见病因：吸烟、职业粉尘和化学物、空气污染、感染因素及其他因素。慢阻肺以慢性咳嗽、咳痰、气短或呼吸困难、喘息和胸闷等为主要临床表现。

一、诊断标准

具有以下特点的患者应该考虑 COPD 诊断：慢性咳嗽、咳痰、进行性加重的呼吸困难，以及有 COPD 危险因素的接触史（即使无呼吸困难症状）。确诊需要行肺功能检查，使用支气管扩张剂后 $FEV_1/FVC<70\%$（$FEV_1\%$）可以确认存在不可逆的气流受阻。根据 FEV_1 占预计值的百分比可进行肺功能分级。

COPD 肺功能分级：

Ⅰ级（轻度）：$FEV_1\% \geqslant 80\%$ 预计值。

Ⅱ级（中度）：$50\% \leqslant FEV_1\% < 80\%$ 预计值。

Ⅲ级（重度）：$30\% \leqslant FEV_1\% < 50\%$ 预计值。

Ⅳ级（极重度）：$FEV_1\% < 30\%$ 预计值或 $FEV_1\% < 50\%$ 预计值伴呼吸衰竭。

二、病因病机

本病中医病名为肺胀，病因为正气不足，反复感受风寒；病机为肺伤气弱，痰饮留滞，气道不畅。病变首先在肺，继而影响脾、肾，后期可累及心。病理因素主要为痰浊、水饮与血瘀，且病理因素互为影响，兼见同病。

三、辨证论治

肺胀的主要辨证分型为痰浊壅肺、痰热郁肺、痰蒙神窍、阳虚水泛、肺肾气虚。

（一）痰浊壅肺

痰浊壅肺主要表现为胸膺满闷，短气喘息，稍劳即著，咳嗽，痰多，色白黏腻或呈泡沫，畏风易汗，脘痞，纳少，倦怠乏力，其治疗代表方为苏子降气汤合三子养亲汤。

（二）痰热郁肺

痰热郁肺主要表现为咳逆，喘息气促，胸满，烦躁，目胀睛突，痰黄或白，黏稠难咯，或伴身热，微恶寒，有汗不多，口渴欲饮，溲赤，便干，其治疗代表方为越婢加半夏汤或桑白皮汤。

（三）痰蒙神窍

痰蒙神窍主要表现为咳逆喘促，咳痰不爽，神志恍惚，表情淡漠，谵妄，烦躁不安，撮空理线，嗜睡，甚则昏迷，或伴肢体蠕动，抽搐，其治疗代表方为涤痰汤。

（四）阳虚水泛

阳虚水泛主要表现为心悸，喘咳，咳痰清稀，面肿，下肢肿，甚则一身悉肿，腹部胀满有水，脘痞，纳差，尿少，畏寒，面唇青紫，其治疗代表方为真武汤合五苓散。

（五）肺肾气虚

肺肾气虚主要表现为呼吸浅短难续，声低气怯，甚则张口抬肩，喘息不得平卧，咳嗽，痰白如沫，咯吐不利，胸闷心悸，形寒肢冷，汗出，或腰膝酸软，小便清长，或尿有余沥，其治疗代表方为平喘固本汤合补肺汤。

四、其他中医治疗方法

（一）穴位贴敷

基础方为舒肺贴、消喘膏等。基础配穴为肺俞、定喘、膻中。配华盖，有理气化痰、止咳平喘的作用，主治短气不得以息、咳喘。配厥阴俞，与膻中属俞募配穴法，有宽胸利气、宁心安神的作用，主治心痛、失眠、怔忡、喘息。配足三里，能改善机体免疫功能，有防病保健作用。配足曲池，能通上达下，通里达表，既可清在外之风热，又能泻在内之热邪，是表里双清之要穴。合并心脏疾病（肺源性心脏病、冠心病、高血压性心脏病等）的患者可配内关、心俞等。

（二）耳穴疗法

咳嗽、咳痰可根据病情选用肺、气管、神门、皮质下。喘息、气短可根据病情选用交感、心、胸、肺、皮质下。腹胀纳呆可根据病情选用脾、胃、三焦。

（三）饮食调节

均衡地摄入水果、蔬菜、乳制品、肉类、豆类、淀粉类、脂类，保证摄入充足的营养、维生素和矿物质。富含维生素的食物有黄、绿色蔬菜和水果，蔬菜如海草类、菌类、菠菜、甜玉米、胡萝卜、番茄、南瓜等，水果如橙子、草莓、哈密瓜、猕猴桃等。

药茶：①莱菔子 9g、桃仁 30g、冰糖适量，煮沸后代茶饮。②茶叶（绿茶）30g、竹茹 30g、枇杷叶 30g、柚子皮 30g、芭蕉花 30g，煮沸后代茶饮。

第四节　脑卒中

脑卒中，包括缺血性脑卒中和出血性脑卒中，以突然发病、迅速出现局限性或弥散性脑功能缺损为共同临床特征，为一组器质性脑损伤导致的脑血管疾病。脑卒中是目前导致人类死亡的第二位原因，也是单病种致残率最高的疾病，给个人、家庭和社会带来了巨大的痛苦和负担。我国脑卒中发病率为（120~180）/10万，每年新发病例超过200万，每年死亡病例超过150万，约2/3存活者有不同程度的身体功能和结构受损，随着人口老龄化不断加剧，脑卒中造成的危害日趋严重。由于绝大部分脑卒中患者的病理生理过程无法逆转，减少脑卒中疾病负担的最佳途径是预防，特别应强调一级预防，即针对脑卒中的危险因素积极地进行早期干预，以减少脑卒中的发生。脑卒中的危险因素主要有高龄、高血压、糖尿病、血脂异常、心房颤动、颈动脉斑块形成及狭窄、脑动脉畸形及脑动脉瘤、吸烟、酗酒、肥胖等。脑卒中临床表现复杂，常以意识障碍、认知障碍（血管性痴呆）、偏身活动及感觉障碍、构音障碍、失语等中枢神经功能损害症状为主要表现。

一、诊断标准

本病临床表现复杂，一旦发生，需快速识别并尽快送医，可以采用"FAST"判断法：F即Face（脸），要求患者笑一下，看看患者嘴歪不歪，脑卒中患者的脸部常会出现不对称，患者无法正常微笑；A即Arm（胳膊），要求患者举起双手，看患者是否有肢体无力现象；S即Speech（言语），请患者重复一句话，看是否有言语表达困难或者口齿不清；T即Time（时间），明确记下发病时间，立即送医。

二、病因病机

本病中医病名为中风，本病病因较多，从临床看，又以内因引发者居多。中风的发生，归纳起来不外虚（阴虚、气虚）、火（肝火、心火）、风（肝风、外风）、痰（风痰、湿痰）、气（气逆）、血（血瘀）六端。

三、辨证论治

本病在急性期时需辨明中经络和中脏腑。中经络主要分为风痰入络、风阳上扰、阴虚风动，中脏腑主要分为痰热腑实、痰火瘀闭、痰浊瘀闭、阴竭阳亡。本病在恢复期主要分为风痰瘀阻、气虚络瘀、肝肾亏虚。

（一）中经络

（1）风痰入络：主要表现为肌肤不仁，手足麻木，突然发生口眼歪斜，语言不利，口角流涎，舌强语涩，甚则半身不遂，或兼见手足拘挛，关节酸痛等，治疗代表方为真方白丸子。

（2）风阳上扰：主要表现为平素头晕头痛，耳鸣目眩，突然发生口眼歪斜，舌强语涩，或手足重滞，甚则半身不遂等，治疗代表方为天麻钩藤饮。

（3）阴虚风动：主要表现为平素头晕耳鸣，腰酸，突然发生口眼歪斜，言语不利，股肉𥆧动，甚或半身不遂，治疗代表方为镇肝熄风汤。

（二）中脏腑

（1）痰热腑实：主要表现为素有头晕头痛，心烦易怒，突然发病，半身不遂，口舌歪斜，舌强语涩或不语，神志欠清或昏迷，肢体强急，痰多而黏，伴腹胀、便秘等，治疗代表方为桃核承气汤。

（2）痰火瘀闭：主要表现为突然昏扑，不省人事，牙关紧闭，两手握固，大小便闭，肢体强痉，面赤身热，气粗口臭，躁扰不宁，治疗代表方为羚角钩藤汤。

（3）痰浊瘀闭：主要表现为突然昏扑，不省人事，牙关紧闭，两手握固，大小便闭，肢体强痉，面白唇暗，静卧不烦，四肢不温，痰涎壅盛，治疗代表方为涤痰汤。

（4）阴竭阳亡：主要表现为突然昏扑，不省人事，目合口张，鼻鼾息微，手撒肢冷，汗多，二便自遗，肢体软瘫，治疗代表方为参附汤合生脉散。

（三）恢复期

（1）风痰瘀阻：主要表现为口眼歪斜，舌强语涩或失语，半身不遂，肢体麻木，治疗代表方为解语丹。

（2）气虚络瘀：主要表现为肢体偏枯不用，肢软无力，面色萎黄，治疗代表方为补阳还五汤。

（3）肝肾亏虚：主要表现为半身不遂，患肢僵硬，拘挛变形，舌强不语，或偏瘫，肢体肌肉萎缩，治疗代表方为左归丸合地黄饮子。

四、其他中医治疗方法

（一）中药熏蒸

组方：伸筋草、透骨草、姜黄、老桑枝、红花各30g，可以此方进行全身或局部熏蒸、浸洗、热熨，每日1次，每次20分钟左右，10次为1个疗程。

（二）针灸疗法

根据中医辨证论治原则，选取不同经络的腧穴进行治疗，常用的方法有毫针疗法、电针疗法、艾灸法、头皮针疗法、穴位注射疗法等，应在专业针灸科医生的指导下进行治疗。

（三）推拿康复法

患者病情平稳后可进行推拿康复，常采用按、摩、推、拿、揉、捏、点穴等手法，先轻后重，柔和持久，由慢至快、由浅而深进行操作，以促进气血流通。

（四）传统体育康复法

我国的传统体育康复法讲究调心、调息和调形，三者配合，使呼吸、精神和形体运动有机结合。前期以恢复患者体能为主，可选择简化太极拳，待患者体能基本恢复后可选择较为复杂的训练，如五禽戏、易筋经等。

（五）饮食康复法

（1）怀杞甲鱼汤：怀山药 30g，枸杞子 15g，甲鱼 1 只（约 300g），生姜 2 片，米酒 1 匙，盐少许。本方具有滋阴补肾之功效。

（2）独活活血汤：独活 8g，黑豆 50g，米酒 1 匙，盐少许。本方具有活血祛风、通络止痛之功效。

（3）芪枣山药炖鸡汤：黄芪 15g，大枣 6 个，山药 30g，母鸡 1 只，薏苡仁 30g，生姜 2 片，食盐少许。本方具有健脾化湿之功效。

上述食疗方均需在专业中医师指导下使用。

第五节　恶性肿瘤

部分体细胞发生突变后，会不断地分裂，且不受身体控制，则形成癌细胞。癌细胞能侵犯、破坏邻近的组织和器官。而且，癌细胞可从肿瘤组织中穿出，进入血液或淋巴系统，从原发部位到其他组织和器官形成新的肿瘤，这个过程就叫癌症转移。多数癌症是根据起始的器官或细胞类型来命名的。近年来，恶性肿瘤发病率和死亡率逐年增加。中国常见的恶性肿瘤有肺癌、胃癌、结直肠癌、肝癌和乳腺癌等，前 10 位恶性肿瘤的新发病例约占全部恶性肿瘤新发病例的 76.70%。前 10 位恶性肿瘤死亡病例约占全部恶性肿瘤死亡病例的 83.00%。

老年人群是一特殊群体，因为老年人各项生理功能减退，在恶性肿瘤治疗方面需要根据不同情况制订不同的治疗方案，常采取外科手术治疗、局部放射治疗、全身化疗、靶向治疗、中医药治疗、生物治疗、全身支持治疗等多学科治疗方式。另外，由于绝大多数恶性肿瘤预后较差，姑息治疗逐渐被大众所接受。个体化的治疗往往需要了解老年人的治疗意愿，同时也要权衡治疗获益和可能的风险。

恶性肿瘤的症状主要与肿瘤原发病灶有关，如肺癌主要表现为刺激性咳嗽、胸痛、咳血、呼吸困难等，食管癌主要表现为进行性吞咽困难和胸痛等，如果出现转移会发生转移部位的疼痛，晚期肿瘤患者会出现恶病质等。恶性肿瘤患者还会出现全身性症状，如乏力、贫血、低热、消瘦，如果恶性肿瘤影响患者摄入营养，或者并发感染、出血等，还可能会引起更明显的全身性症状。这是由肿瘤生长速度过快，消耗能量过多，加上患者进食量减少、消化吸收不良所致。

一、诊断标准

根据恶性肿瘤发生的部位和肿瘤的性质，对患者的临床表现和体征进行综合分析，结合实验室检查和影像学、细胞病理学检查通常能明确诊断。

二、病因病机

本病的中医病名为癌病，其形成虽有多种原因，但其基本病理变化为正气内虚，气滞、血瘀、痰湿、热毒等相互纠结，日久积滞而成有形之肿块。临床可以根据不同肿瘤类型进行中医分证型论治，《黄帝内经》提倡的"谨守病机""治病求本"对于变化多端的肿瘤疾病的治疗有启示和指导的作用。

三、辨证论治

根据中医辨证分型，恶性肿瘤大体可分为气滞血瘀、气阴两虚、气血亏虚、湿热内蕴、痰瘀互结。

（一）气滞血瘀

气滞血瘀主要表现为疼痛较剧，如锥如刺，入夜更甚，包块质硬拒按，面色萎黄，倦怠乏力，皮色苍黄，食欲不振，大便溏结不调，月经不调等，治疗代表方为血府逐瘀汤。

（二）气阴两虚

气阴两虚主要表现为气短懒言，神疲乏力，面色㿠白，形瘦，恶风，自汗或盗汗，口干少饮等，治疗代表方为百合固金汤、生脉散。

（三）气血亏虚

气血亏虚主要表现为气短懒言，神疲乏力，面色㿠白，唇甲不华，心悸少寐，每遇劳累后加重等，治疗代表方为八珍汤。

（四）湿热内蕴

湿热内蕴主要表现为口干口苦，心烦易怒，食少厌食，腹胀满，便干溲赤，或有发热、恶心、胸闷、口干、小便黄等，治疗代表方为黄连解毒汤。

（五）痰瘀互结

痰瘀互结主要表现为局部包块，咳嗽咯痰，痰白黏稠，可伴胸闷，食欲不振，大便偏溏，胸闷、胸痛，头痛，四肢麻木不仁、疼痛等，治疗代表方为海藻玉壶汤。

四、预防保健

（一）一级预防

（1）调整生活方式，保持良好的心态及充足的睡眠，避免吸烟、酗酒等不良嗜好。保护环境，避免接触易致癌物质。

（2）防治慢性基础疾病。

（3）营造舒适轻松的生活环境，加强患者的沟通和情绪引导，使患者保持轻松愉悦的心情，培养规律作息的习惯。

（4）食物多样化，避免偏食，注意补充多种营养物质；不吃霉变食物；少吃熏制、腌制、富含硝酸盐和亚硝酸盐的食物；多吃新鲜蔬菜、水果等；避免过于粗糙、浓烈、辛辣、高脂肪的食物。

（5）适当增加体育运动至中等运动量，失能者可由护理人员辅助进行肢体功能锻炼和按摩。

（二）二级预防

定期体检，早期发现并处理早期癌症或癌前病变；早诊断、早治疗，及时阻止或者延缓恶性肿瘤的发生及进展。

（三）三级预防

加强肿瘤规范化治疗和科学管理。

第六节　骨质疏松症

骨质疏松症是一种代谢性骨病，是以骨密度降低和骨组织微结构破坏为临床特征，导致骨脆性和骨折风险增加的骨骼疾病。该病可发生于不同性别和任何年龄的人群，但多见于绝经后妇女和老年男性。骨质疏松症分为原发性骨质疏松症和继发性骨质疏松症两大类。原发性骨质疏松症又分为绝经后骨质疏松症、老年性骨质疏松症和特发性骨质疏松（包括青少年型）3种。绝经后骨质疏松症一般发生在妇女绝经后5～10年。老年性骨质疏松症一般指老年人70岁后发生的骨质疏松症。继发性骨质疏松症指由任何影响骨代谢的疾病或药物所致的骨质疏松症。

骨质疏松症的主要临床表现包括：

（1）骨痛与肌无力：以腰背部疼痛多见，也可出现全身骨痛，疼痛为弥散性，常在姿势改变时、长时间行走后、夜间或负重活动时加重。患者容易疲劳，负重能力下降甚至无法负重。

（2）骨折：在轻微外伤或日常活动时容易出现骨折，多发部位为脊柱，其次为髋部、前臂远端，其他部位如肋骨、跖骨、骨盆等。骨折发生后，再次骨折的概率明显提升。

（3）脊柱变形：严重骨质疏松症引起的椎体压缩骨性折可使患者身高变矮，引起驼背等脊柱畸形，甚至影响心肺功能。严重的腰椎压缩骨折也会牵连腹部器官，引起便秘、腹胀等。

一、诊断标准

第一个诊断标准基于骨密度检测，需要用双能 X 线吸收法进行检测，检查结果中的 T 值与 Z 值都是计算后的标准差，对于 50 岁以上男性和绝经后的女性，主要观察 T 值的变化。因为 T 值低代表原发性骨质疏松，如果 T 值在-1 以内属于正常，-1 到-2.5 属于骨量减少，小于-2.5 就可诊断为骨质疏松症。如果患者 T 值在-2.5 以下，且曾经有过自发性骨折，可以直接诊断为重度骨质疏松症。

第二个诊断标准是基于自发性骨折的诊断标准，如果患者出现过自发性骨折，特别是腰椎、髋部的自发性骨折，即使没有行骨密度检测，也可以直接诊断为重度骨质疏松症，直接进入骨质疏松症的治疗程序。

二、病因病机

骨质疏松症属中医学"骨痿""骨痹"范畴。《素问》中有"肾之合，骨也""肾藏骨髓之气也"，"骨者髓之府""肾主骨，生髓"。中医学认为骨质疏松症是肾精亏虚、骨骼失养所致。根据"肾主骨""脾肾相关论""血瘀论"等，认为骨质疏松症的发生主要与肾虚、脾虚和血瘀有关，其中肾虚是本病的主要原因。本病的基本病因可归纳为肾虚精亏、后天失养、劳逸失度、情志失调、外邪侵袭等多种原因导致的肾虚、精血亏虚、髓少骨枯骨痿。病位主要在脾、肾，与肝、肺、胃等也有关。病理性质总属本虚。临床辨证分型为肝肾阴虚、脾气亏虚、阳虚湿阻、气滞血瘀、肾阳虚衰、肾精不足、气血两虚，除此之外还有阴阳两虚、风邪偏盛等，但临床并不多见，并且临床表现可不典型。

三、中医治疗

骨痿的主要辨证分型为阳虚湿阻、气滞血瘀、脾气方虚、肝肾阴虚、肾阳虚衰、肾精不足、气血两虚。

（一）阳虚湿阻

主要表现为腰部冷痛重着，转侧不利，虽静卧疼痛亦不减或反加重，遇寒冷及阴雨天疼痛加剧，治疗代表方为肾着汤。

（二）气滞血瘀

主要表现为骨节疼痛，痛有定处，痛处拒按，筋肉挛缩，骨折，多有久病或外伤史，治疗代表方为身痛逐瘀汤。

（三）脾气亏虚

主要表现为腰背酸痛，肢体倦怠无力，消瘦，少气懒言，纳少，大便溏薄，治疗代表方为香砂六君子汤。

（四）肝肾阴虚

主要表现为腰膝酸痛，膝软无力，驼背弯腰，患部痿软、微热，形体消瘦，眩晕耳鸣，或五心烦热，失眠多梦，男子遗精，女子经少经闭，治疗代表方为左归丸。

（五）肾阳虚衰

主要表现为腰背冷痛，酸软无力，甚则驼背弯腰，活动受限，畏寒喜暖，遇冷加重，尤以下肢为甚，小便频多，或大便久泻不止，或水肿，腰以下为甚，按之凹陷不起，治疗代表方为右归丸。

（六）肾精不足

主要表现为患部酸楚隐痛，筋骨痿软无力，动作迟缓，早衰，发脱齿摇，耳鸣健忘，男子精少，女子经闭，治疗代表方为河车大造丸。

（七）气血两虚

腰脊酸痛，肢体麻木软弱，患部肿胀，神疲乏力，面白无华，食少便溏，治疗代表方为十全大补丸。

四、其他中医治疗方法

（一）自拟方治疗

龟鹿坚骨汤治疗老年性骨质疏松症，药用龟甲、鹿角片各 15g，淫羊藿、补骨脂、杜仲各 12g，生黄芪 30g，淮山药 15g，山茱萸 15g，当归 10g，生甘草 6g。阳虚者加肉苁蓉 10g、狗脊 15g，阴虚者加枸杞子 20g、鳖甲 8g，气血两虚者加党参 20g、茯苓 20g，血瘀者加参三七 6g、土鳖虫 8g，腰膝酸软无力或伴压缩性骨折者加续断 15g、骨碎补 15g。水煎服，每天 1 剂，分早晚 2 次服，30 天为 1 个疗程。

（二）中成药治疗

治疗骨质疏松的中成药包括金天格胶囊、骨疏康胶囊、仙灵骨葆胶囊、芪骨胶囊等，上述药物均需在医生指导下使用。

（三）穴位埋线治疗

在肾俞穴埋线治疗原发性骨质疏松症，对缓解疼痛和提高骨密度均有明显作用。用针刺（神阙、关元、气海等）加密骨丹（补骨脂、骨碎补、续断、白芍等）贴敷的方法治疗原发性骨质疏松症，可有效改善患者腰背痛及四肢痛等。

第七节　阿尔茨海默病

阿尔茨海默病（Alzheimer's disease，AD）俗称老年性痴呆，是一种进行性发展的神经退行性疾病，临床表现为认知和记忆力不断恶化，日常生活能力进行性减退，并有各种神经精神症状和行为障碍。其发病率随年龄增长逐渐增高，流行病学调查显示：65岁以上老年人 AD 的发病率约 5％，65 岁以上老年人年龄每增加 5 岁，其发病率就会增加 1 倍，85 岁以上老年人中 20％～50％患有 AD。该病发病通常与下列因素有关：①家族史；②某些躯体疾病，如甲状腺疾病、免疫系统疾病、癫痫等；③头部外伤；④其他等。本病起病隐匿，主要表现为持续性进行性智能减退且无逆转。

一、诊断标准

有以下之一或多个表现可诊断为 AD：出现早期和显著的情景记忆障碍，合并颞中回萎缩、异常的脑脊液生物标记物〔β 淀粉样蛋白 1－42（Aβ1－42）〕浓度降低、总 Tau 蛋白浓度升高，或磷酸化 Tau 蛋白浓度升高，PET 功能神经影像特异性成像，直系亲属中有明确的 AD 相关的常染色体显性突变。

二、病因病机

阿尔茨海默病在中医中属"痴呆"范畴，本病的形成以内因为主，多由年迈体虚、七情内伤、久病耗损等导致气血不足、肾精亏耗，脑髓失养，或生气滞、痰阻、血瘀于脑而引起。以记忆力减退，记忆近事及远事的能力减弱，认知人物、物品、时间、地点能力减退，计算力与识别空间位置结构的能力减退，理解别人语言和有条理地回答问题的能力障碍等为主要表现。可伴性情孤僻，表情淡漠，语言重复，自私狭隘，顽固固执，或无理由地欣快、易于激动或暴怒，抽象思维能力下降，不能解释或区别词语的相同点和不同点，道德伦理缺乏，不知羞耻，性格特征改变。该病起病隐匿，发展缓慢，渐进性加重，病程一般较长。但也有少数病例发病较急。患者可有脑卒中、头晕、外伤等病史。

三、辨证论治

AD 的中医辨证可分为髓海不足、脾肾两虚、痰浊蒙窍、瘀血内阻。

（一）髓海不足

主要表现为智能减退，记忆力、计算力、定向力、判断力明显减退，神情呆钝，词不达意，头晕耳鸣，懒惰思卧，齿枯发焦，腰酸骨软，步履艰难，其治疗代表方剂为七福饮。

（二）脾肾两虚

主要表现为表情呆滞，沉默寡言，记忆减退，失认失算，口齿含糊，词不达意，伴腰膝酸软，肌肉萎缩，食少纳呆，气短懒言，口涎外溢，或四肢不温，腹痛喜按，鸡鸣泄泻等，其治疗代表方为还少丹。

（三）痰浊蒙窍

主要表现为表情呆钝，智力衰退，或哭笑无常，喃喃自语，或终日无语，呆若木鸡，伴不思饮食，脘腹胀痛，痞满不适，口多涎沫，头重如裹等，其治疗代表方为涤痰汤。

（四）瘀血内阻

主要表现为表情迟钝，言语不利，善忘，易惊恐，或思维异常，行为古怪，伴肌肤甲错，口干不欲饮，双目晦暗，其治疗代表方为通窍活血汤。

四、其他中医治疗方法

（一）毫针疗法

第一组穴位选大椎、安眠、神门、足三里，第二组穴位选哑门、百会、安眠、内关，备用穴选肾俞、心俞、丰隆、太冲。每日1次，两组交替强刺激，10天为1个疗程，疗程间隔3～4天。

（二）耳穴疗法

取神门、皮质下、肾、脑点、枕、心等穴，每日1次，每次选2～3个穴位，20次为1个疗程。

（三）推拿康复法

以自我推拿为主，可选用抹额、抹颞、按揉脑后、鸣天鼓、搓手浴面、揉内关、揉头顶等方法。

（四）饮食调节

防治AD的常用食物有芝麻、莲子、大枣、蘑菇、薏苡仁、胡桃仁、松子、桂圆肉、荔枝、桑葚、黄花菜、山楂、陈皮。常用食疗药膳方有：①花生粥，花生米45g，粳米60g，同入砂锅内，加水煮至米烂汤稠为度。每晨空腹温热食之。②健脑粥，核桃仁、莲子、枸杞子、杏仁、桃仁、柏子仁、枣仁、菖蒲等研碎，与麦片一起熬成粥，可作为早、晚主食服用。③桂枣汤，桂圆10个，红枣10个，放适量水煎汤，睡前服。此外，按照中医"肾主骨，生髓，通于脑"和"齿为骨之余"的理论，加强牙齿的咀嚼运动，提高口腔的咀嚼能力，能改善大脑供血、促进大脑功能，应鼓励老年人多吃、常吃粗粮。

（五）娱乐康复法

各种健康、安全、合理的娱乐疗法都可以用于AD患者，包括音乐、戏曲、书法、绘画、弈棋、体育锻炼等。音乐和戏曲的音调和旋律的变化能引起人的机体组织发生和谐的共振，对机体组织起到一种微妙的按摩作用，能提高大脑皮质细胞的兴奋性，有利于改善人的情绪，消除外界环境造成的心理紧张。书法、绘画、弈棋则需全神贯注，集中发挥大脑的思维创造能力，追求美的意境，不仅能促进智力发展，还能锻炼手的精细动作。体育锻炼等能强化心、肺及消化系统功能，增加脑部血液循环，延缓体力及智能的衰退，有助于康复。

第八节　冠状动脉粥样硬化性心脏病

冠状动脉粥样硬化性心脏病（以下简称冠心病）是指心脏的冠状动脉发生动脉粥样硬化病变而引起血管腔狭窄或闭塞，导致心肌缺血、缺氧而引起的心脏病。冠心病高发年龄为 50 岁以上，临床表现为反复出现的心悸、气短、胸部疼痛，可导致心肌功能障碍，容易引起急性冠脉综合征，引发急性心肌梗死、心律失常、心力衰竭，甚至猝死。动脉硬化表现为动脉壁增厚、变硬而失去弹性，可累及大、中、小三类动脉，常见的有动脉粥样硬化、动脉中膜钙化和小动脉硬化三种。动脉硬化严重威胁中老年人群健康。研究发现，动脉硬化的危险因素包括年龄、性别、遗传因素、吸烟、高血压、血脂异常、糖尿病、超重、肥胖、缺乏体力活动、精神压力大、不健康饮食和大量饮酒等。研究进展提示呼吸睡眠暂停综合征、C 反应蛋白水平升高，也可影响血压，所以，早期发现、早期诊断，积极采取救治措施，减少引起慢性心功能不全的并发症，对冠心病预防及临床治疗意义重大。

冠心病早期可无任何症状，仅表现为因走路快、上楼梯、爬坡、劳累诱发，在情绪激动及精神紧张时容易诱发。

（1）冠心病典型症状：胸部疼痛（心绞痛）伴有挤压感、烧灼感、憋气感，常伴有焦虑感。

（2）冠心病伴随的症状：颈部或者背部疼痛，伴随牙疼，突然出现冷汗、头晕、恶心或消化不良、嗳气（打嗝），走路劳累明显，慢性冠脉疾病也可引起心绞痛、焦虑或紧张、疲劳，还会引起睡眠障碍、虚弱等症状。

患者发病时易出现心律失常、心源性休克、心力衰竭、脑卒中，甚至心脏骤停。发作时舌下含服硝酸甘油不能缓解疼痛及症状时，应尽快呼叫"120"送医院救治。

一、诊断标准

冠心病的诊断主要依赖典型的临床表现，再结合辅助检查发现心肌缺血或冠脉阻塞的证据，以及心肌损伤标志物判定是否有心肌梗死。发现心肌缺血最常用的检查方法包括常规心电图检查和心电图负荷试验、心肌核素显像。有创性检查有冠状动脉造影和血管内超声等。

二、病因病机

本病中医名为"胸痹"，主要病机为各种病因所致心脉痹阻。本病发生多与寒邪内侵、饮食失调、情志失节、劳倦内伤、年迈体虚等有关，病机有虚实两方面。

三、辨证论治

胸痹主要辨证分为心血瘀阻、气滞心胸、痰浊闭阻、寒凝心脉、气阴两虚、心肾阴虚、心肾阳虚。

（一）心血瘀阻

主要表现为心胸疼痛，如刺如绞，痛有定处，入夜为甚，甚则心痛彻背，背痛彻心，或痛引肩背，伴有胸闷，日久不愈，可因暴怒、劳累加重，治疗代表方为血府逐瘀汤。

（二）气滞心胸

主要表现为心胸满闷，隐痛阵发，痛有定处，时欲太息，遇情志不遂时容易诱发或加重，或兼有胃脘胀闷，得嗳气或矢气则舒，治疗代表方为柴胡疏肝散。

（三）痰浊闭阻

主要表现为胸闷重而心痛微，痰多气短，肢体沉重，形体肥胖，遇阴雨天易发作或加重，伴倦怠乏力，纳呆便溏，咯吐痰涎，治疗代表方为瓜蒌薤白半夏汤合涤痰汤。

（四）寒凝心脉

主要表现为猝然心痛如刀绞，心痛彻背，喘不得卧，多因气候骤冷或骤感风寒而发病或加重，伴形寒，甚则手足不温，冷汗，胸闷气短，心悸，面色苍白，治疗代表方为枳实薤白桂枝汤合当归四逆汤。

（五）气阴两虚

主要表现为心胸隐痛，时作时休，心悸气短，动则尤甚，伴倦怠乏力，气息低微，面色㿠白，易汗出，治疗代表方为生脉散合人参养荣汤。

（六）心肾阴虚

主要表现为心痛憋闷，心悸盗汗，虚烦不寐，腰酸膝软，头晕耳鸣，口干便秘，治疗代表方为天王补心丹合炙甘草汤。

（七）心肾阳虚

主要表现为心悸而痛，胸闷气短，动则尤甚，自汗，面色㿠白，神倦怯寒，四肢欠温或肿胀，治疗代表方为参附汤合右归饮。

四、其他中医治疗方法

（一）中药外治法

姜黄 10 份，乌头 5 份，血竭 5 份，胡椒 1 份，三七 3 份，桂枝 5 份，麝香 0.1 份，川芎 5 份，薤白 10 份，按比例制成每张重 1.5g 的小膏药，敷贴心俞及膻中，隔日 1 次，15 次为 1 个疗程。

（二）毫针疗法

主穴取内关、心俞、膻中、通里、巨阙、足三里，针刺留针 20~30 分钟，每日 1 次，10 次为 1 个疗程。

（三）艾灸疗法

取血海、膈俞、曲池，每穴每次灸 5~10 壮，每日 1 次。

（四）耳穴疗法

主穴取心、神门、皮质下、交感、内分泌、肾、胃，每次 3~5 个穴位，以王不留行籽贴于上述部位，每日 1 次或隔日 1 次，每日按压 2~3 次，10 次为 1 个疗程。

第九节　老年便秘

一、诊断标准

老年便秘指老年人排便次数减少，每周排便次数少于 3 次，并且排便费力、大便硬结、量少，伴排不尽感，或者努力排便时间大于正常排便时间的 25％。

二、病因病机

现代医学认为老年人便秘的常见病因有：①消化功能减退；②缺乏膳食纤维；③胃肠蠕动功能紊乱；④精神心理因素；⑤肛门直肠疾病；⑥体内水分不足；⑦药物因素；⑧腹腔其他疾病等。主要临床表现为排便困难，伴随症状包括腹胀、腹痛、恶心等。

本病中医名为便秘，病机主要是热结、气滞、寒凝、气血阴阳亏虚引起肠道传导失司。

三、辨证论治

便秘分为实秘及虚秘。实秘包括热秘、气秘、冷秘，虚秘包括气虚秘、血虚秘、阴虚秘、阳虚秘。

（一）实秘

（1）热秘：主要表现为大便干结，腹胀腹痛，口干口臭，面红心烦，或有身热，小便短赤，治疗代表方为麻子仁丸。

（2）气秘：主要表现为大便干结，或不甚干结，欲便不得出，或便而不爽，肠鸣矢气，腹中胀痛，嗳气频作，纳差，胸胁痞，治疗代表方为六磨汤。

（3）冷秘：主要表现为大便艰涩，腹痛拘急，胀满拒按，胁下隐痛，手足不温，呃逆呕吐，治疗代表方为温脾汤。

（二）虚秘

（1）气虚秘：主要表现为大便并不干硬，虽有便意，但排便困难，虚坐努责，责则汗出短气，便后乏力，面白神疲，肢倦懒言，治疗代表方为黄芪汤。

（2）血虚秘：主要表现为大便干结，面色无华，头晕目眩，心悸气短，健忘，口唇色淡，治疗代表方为润肠丸。

（3）阴虚秘：主要表现为大便干结，如羊屎状，形体消瘦，头晕耳鸣，两颧潮红，心烦少眠，潮热盗汗，腰膝酸软，治疗代表方为增液汤。

（4）阳虚秘：主要表现为大便干或不干，排出困难，小便清长，面色㿠白，四肢不温，腹中冷痛，或腰膝酸冷，治疗代表方为济川煎。

四、预防保健

（一）一级预防

一级预防以形成良好的生活习惯为主，包括：①平时多摄入水分与含丰富膳食纤维的食物，如蔬菜及水果；②养成良好的排便习惯；③排便时保证良好的排便环境；④严禁滥用泻药；⑤适当运动，避免久坐；⑥按摩腹部；⑦积极治疗导致便秘的原发疾病。

（二）二级预防

定期体检，做到早发现、早诊断、早治疗，早干预，阻止老年便秘的发生及进展。

（三）三级预防

加强消化系统疾病的规范化治疗和科学管理。

第七章　医养结合中医药适宜技术的部分应用

中医药适宜技术通常指安全有效、成本低廉、简便易学的中医药技术。中医药适宜技术涵盖了"中医传统疗法""中医保健技能""中医特色疗法"及"中医民间疗法"，是祖国传统医学的重要组成部分，其内容丰富、用途广泛、历史悠久，经过历代医家的不懈努力和探索，积累了丰富的经验。

中医药适宜技术因其"简、便、效、廉"的特点，对老年慢性病的治疗和康复保健效果显著，在开展医养结合中医药服务中有着不可替代的作用。

中医药适宜技术主要有中药内服法、中医外治法、毫针疗法、艾灸疗法、推拿疗法等。

第一节　中药内服法

一、中药内服法概述

一般是将多种药物按一定的原则配合使用，也可使用单一的药物，制成多种剂型使用，常用的剂型有汤剂、膏剂、丹剂、丸剂、散剂、雾化剂等。方药应用（老中医验方、民间土单验方应用、古方今用、成药应用、临床自拟方应用）、中药雾化吸入疗法、中药茶饮法、中药药酒疗法、饮食药膳等。

二、常用的中药内服法

根据药物或方剂的不同功效，又可分为汗法、吐法、下法、温法、和法、清法、消法、补法、祛湿、润燥、祛痰、理气、理血、固涩、安神、开窍、熄风等多种方法。清代医家程钟龄在《医学心悟》中把中医内治归纳为八法，对后世有较大的影响。

中药内服应用范围非常广泛，是中医治疗疾病的主要方法之一。它不仅是治疗内科疾病的主要方法，外科、儿科、皮肤科、耳鼻喉科、眼科、肛肠科等也经常使用。内治法在临床上既可单独使用，又可根据病情和外治法配合使用，相得益彰，收到更好的疗效。

第二节　毫针疗法

中医针法类包含毫针疗法、温针疗法、头针疗法、粗针疗法、水针疗法、三棱针疗法、梅花针疗法、电针疗法、针刀疗法等。本节以毫针疗法为例进行阐述。

毫针疗法（图7-1）又称体针疗法，利用毫针针具，通过一定的手法刺激机体的穴位，以疏通经络、调节脏腑功能，从而达到扶正祛邪、治疗疾病的目的。毫针疗法的适应证非常广泛，能治疗内、外、妇、老年等科的多种常见病、多发病。

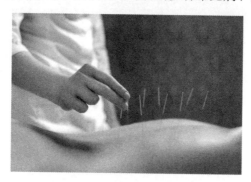

图7-1　毫针疗法示意图

一、基本操作

毫针疗法的基本操作包括消毒、进针、行针、留针、出针等。

（一）消毒

针刺前必须做好针具、腧穴部位及医生手的消毒。

（二）进针

进针时，一般需双手配合。右手持针，靠拇指、食指、中指夹持针柄，左手按压针刺部位，以固定腧穴皮肤。临床常用的有以下几种。

（1）爪切进针法（图7-2）：用左手拇指或食指的指甲掐切腧穴皮肤，右手持针，针尖紧靠左手指甲缘迅速刺入。

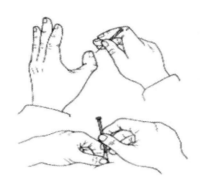

图7-2　爪切进针法示意图

（2）舒张进针法（图7-3）：用左手拇指、食指将所刺腧穴部位皮肤撑开绷紧，右手持针刺入。用于皮肤松弛部位腧穴的毫针治疗。

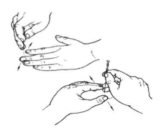

图7-3　舒张进针法示意图

（3）提捏进针法（图7-4）：用左手拇指、食指将欲刺腧穴两旁的皮肤捏起，右手持针从捏起的上端将针刺入。用于皮肉浅薄部位腧穴的针刺治疗，如印堂穴等。

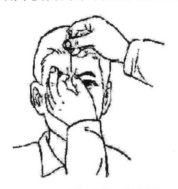

图7-4　提捏进针法示意图

（4）夹持进针法（图7-5）：左手拇指、食指持消毒干棉球，裹于针体下端，露出针尖，将针尖固定在所刺腧穴的皮肤表面，右手捻动针柄，两手同时用力，将针刺入腧穴。用于较长毫针的进针。

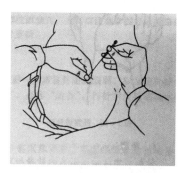

图 7-5　夹持进针法示意图

（三）行针

毫针刺入后，为了使之得气、调节针感及进行补泻，要施行提插、捻转等行针手法。得气亦称针感，是指将针刺入腧穴后所产生的经气感应。当这种经气感应产生时，医生会感到针下有沉紧的感觉；同时患者出现酸、麻、胀、重等感觉。得气与否及得气快慢直接关系到针刺的治疗效果。

（四）留针与出针

医生可根据病情确定留针时间，一般病证可酌情留针 15～30 分钟。出针时，用左手拇指、食指按住针孔周围皮肤，右手持针做轻微捻转，慢慢将针提至皮下，然后将针起出，用消毒干棉球按压针孔，以防止出血。

二、常见疾病毫针疗法的应用

（一）中风

中风是以突然昏扑、不省人事、半身不遂、口角歪斜、语言不利为临床主要表现的疾病。临床按病位深浅及病情轻重，中风可分为中脏腑和中经络。中脏腑病位较深，病情危重；中经络病位浅，病情轻，患者多无神志改变。

本病的形成，主要在阴阳失调的情况下偶因忧思恼怒，或因劳累、房劳等，致风阳煽动，心火暴盛，风火相并，气血上逆；或因嗜酒及肥甘厚味，脾虚痰热内盛，化火动风，风火挟痰上扰，蒙蔽清窍。

治法：以手足阳明经穴为主，辅以太阳、少阳经穴。一般先针健侧，后针病侧，即"补健侧，泻患侧"的治法。

取穴：百会、风池、曲池、外关、合谷、环跳、阳陵泉、足三里。

随证配穴：足内翻加丘墟透照海，便秘加天枢，语言不利加廉泉。

特别提示：急性期每日 1 次，恢复期及后遗症期隔日 1 次，每次留针 20～30 分钟，10 次为 1 个疗程。风池穴深部为延髓，操作时针尖微向下，向鼻尖斜刺 0.8～1.2 寸；廉泉穴向舌根斜刺 0.8～1.5 寸。

（二）面瘫

面瘫是以口眼向一侧歪斜为主要表现的一种疾病，其他表现包括一侧面部松弛，额纹消失，眼裂增大，鼻唇沟变浅，口角下垂，并被牵向健侧，不能做蹙额、皱眉、露齿、鼓颊等动作，部分患者初期有耳后疼痛，还可出现味觉减退或听觉过敏，甚至外耳道出现疱疹等。本病多由络脉空虚，风寒之邪乘虚侵袭阳明、少阳经络，致经气阻滞，筋脉失养，筋肌纵缓不收。本病相当于西医的特发性面神经麻痹。

治法：以手足阳明经为主，手足少阳经为辅。对于面部穴位，初起宜浅刺、轻刺，一周后酌予平刺透穴或斜刺。

取穴：风池、翳风、地仓、颊车、合谷。

随证配穴：鼻唇沟平坦加迎香，鼻中沟歪斜加水沟，颏唇沟歪斜加承浆，目不能合加阳白、攒竹或申脉、照海。

特别提示：每次留针20~30分钟，每日1次，10次为1个疗程。

（三）肩凝症

肩凝症是以肩部弥漫性疼痛伴活动受限为主要表现的一种疾病。表现为日轻夜重，晨起关节活动后疼痛减轻，局部可伴有广泛的压痛，对应上肢外旋、外展、上举、后旋等动作受限。后期病变组织发生粘连，肩关节功能障碍逐渐加重，形成"冻肩"，最后导致肩关节功能丧失。

本病早期以疼痛为主，晚期以功能障碍为主。一般认为，肩部受凉、过度劳累、慢性劳损与本病的发生有关。本病相当于西医的肩关节周围炎。

治法：局部取穴与远处取穴相结合。行针以泻法为主。

取穴：肩髃、肩髎、肩前、阿是穴、条口。

随证配穴：上臂痛加臂臑、曲池，肩胛痛加曲垣、天宗。

特别提示：每次留针20~30分钟，每日1次，10次为1个疗程。

（四）腰痛病

腰痛病是以自觉腰部疼痛为主要症状的一类病证，表现为腰部重痛、酸麻，拘急不可俯仰，或痛连臀腿。本病的发生主要与感受外邪、跌扑损伤或劳欲过度等有关。本病相当于西医的腰部扭伤、腰椎间盘突出症、肌筋膜炎等。

治法：取足太阳、督脉经穴为主。行针可据证候虚实酌用补泻。

取穴：肾俞、腰夹脊、委中、阿是穴。

随证配穴：劳损者加次髎，肾虚者加命门。

特别提示：肾俞直刺0.5~1寸，每次留针20~30分钟，每日1次，10次为1个疗程。

三、禁忌证

（1）患者在过度饥饿、暴饮暴食、醉酒后及精神过度紧张时，禁止针刺。

（2）患严重的过敏性、感染性皮肤病，以及患有出血性疾病（如血小板减少性紫癜、血友病等）者禁止行针刺。

（3）重要脏器所在处，如胁肋部、背部、肾区、肝区不宜直刺、深刺；大血管走行处及皮下静脉部位的腧穴如需针刺，则应避开血管，使针斜刺入穴位。

（4）对处于破伤风、癫痫发作期，躁狂型精神分裂症发作期等的患者，针刺时不宜留针。

四、注意事项

（一）晕针

晕针是针刺治疗中较常见的异常情况，主要由患者心理准备不足，对针刺过度紧张，或者患者在针刺前处于饥饿、劳累等虚弱状态，或患者体位不当，术者针刺手法不熟练等引起。如患者在针刺或留针过程中突然出现头晕、恶心、心悸，面色苍白，出冷汗等，此时应立即停止针刺，起出全部留针，令患者平卧，闭目休息，并饮少量温开水，周围环境应避免嘈杂。若症状较重，则可针刺人中、内关、足三里、素髎等穴，促其恢复。经上述方法处理后如不见效并出现心跳无力、呼吸微弱、脉搏细弱，应采取相应急救措施。为了防止晕针，针刺前应先与患者交代针刺疗法的作用、可能出现的针感，消除患者的恐惧心理。对于过度饥饿、体质过度虚弱者，应先饮少量水后再行针刺；对于刚从事重体力劳动者，应令其休息片刻后再行针刺。

（二）滞针

在针刺治疗行针及起针时或留针期间，术者手上对在穴位内的针体有涩滞、牵拉、包裹的感觉，称滞针。滞针使针体不易被提插、捻转，不易起针。滞针的主要原因是针刺手法不当，使患者的针刺处发生肌肉强直性收缩，导致肌纤维缠裹在针体上。出现滞针后，不要强行行针、起针。应令患者全身放松，并用手按摩针刺部位，使局部肌肉松弛。然后，轻缓地向初时行针相反方向捻转，提动针体，缓慢将针起出。为了防止滞针，针刺前应向患者做好解释工作，不使患者在针刺时产生紧张，并在针刺前将针体擦净，不可使用针体不光滑，甚至有锈斑或者弯曲的毫针。针刺时一旦出现局部肌肉挛缩造成患者体位移动，应注意术者手不能离开针柄，此时可用左手按摩针刺部位，缓慢使患者恢复原来的体位，轻捻针体的同时向外起针，不得留针。另外，在行针时应注意不要大幅度单方向捻转针体，避免在行针时发生滞针。

（三）弯针

在穴位中的针体于皮下或在皮外发生弯曲，称弯针。皮外的弯针多由留针被其他物体压弯、扭弯导致。起针时应注意用手或镊子持住弯针曲角以下的针体，缓慢将针起出。发生在皮下的弯针，多在留针时被发现，是由于患者在留针或行针时变动了体位，或肌肉发生挛缩，致使在关节腔内、骨缝中、两组反向收缩的肌群中的针体发生弯曲。另外，选穴不准确，手法过重、过猛，使针刺在骨组织上也会发生针身弯曲或针尖弯成钩状。起针时若发现在皮下的弯针，应先令患者将变动的肢体缓慢恢复到原来进针时，并在针刺穴位旁适当按摩，同时用右手捏住针柄做试探性、小幅度捻转，找到针体弯曲的方向后，顺着针体弯曲的方向起针，若针尖部弯曲，应注意一边小幅度捻转，一边缓慢提针，同时按摩针刺部位，以减少疼痛。切忌强行起针，以免钩撕肌肉纤维或发生断针。为防止弯针，针刺前应先使患者处于舒适的体位，全身放松。留针时，针柄上方不要覆盖过重的衣物，不要碰撞针柄，嘱患者不得变动体位或旋转、屈伸肢体。

（四）断针

针体部分或全部折断在针刺穴位内，称断针。常见原因为针根部锈蚀，在针刺时折断。如果针身自针根部折断，部分针体仍暴露在皮肤外，可立即用镊子起出残针。滞针、弯针处理不当或强行起针，可造成部分针体断在皮下或肌肉组织中。此时应令患者肢体放松，不得移动体位，对于皮下断针，可用左手拇指、食指垂直下压针孔旁的软组织，使皮下断针的残端暴露于体外，右手持镊子捏住断针残端起出断针。若针体折断在较深的部位，则需借助X光定位，手术取针。为了防止断针，应注意在针刺前仔细检查针具，对于针柄松动、针根部有锈斑、针体曾有硬性弯曲的针，应及时剔弃不用。针刺时，切忌用力过猛。留针期间嘱患者不随意变动体位，当发生滞针、弯针时，应及时正确处理。

（五）血肿

出针后，在针刺部位出现皮下出血，皮肤隆起，称皮下血肿。出现皮下血肿时，应先持酒精棉球压按在针孔处，轻揉片刻。如血肿不再增大，不必处理。局部皮肤青紫可逐渐消退。如经上述操作血肿继续增大，可加大按压力度并冷敷，然后加压包扎，48小时后局部改为热敷，消散瘀血。为了防止血肿的发生，针刺前应仔细检查针具，针尖有钩的不能使用。针刺时一定要注意仔细察看皮下血管走行，避开血管。

第三节　灸法

灸法是以艾绒或以艾绒为主要成分制成的灸材，点燃后悬置或放置在穴位或病变部位，借灸火的热力及药物的作用，激发经气，达到防治疾病目的的一种外治方法。灸法具有温经散寒、扶阳固脱、消瘀散结、防病保健的作用，常用于寒湿痹痛、脏腑虚寒、阳气虚脱、气虚下陷、经络瘀阻及亚健康状态等的调理。

一、基本方法

常用的灸法有隔物灸、悬灸两大类。

（一）隔物灸

隔物灸（图7-6）是指用药物或其他材料将艾炷（一般椎体高1cm左右，锥体直径0.8cm左右）与施灸部位的皮肤隔开进行施灸的方法。目前常用的有隔姜灸、隔盐灸、隔蒜灸等。

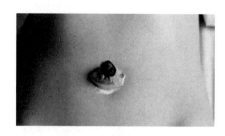

图 7-6　隔物灸示意图

1. 隔姜灸

鲜姜切成直径 3~4cm、厚 0.3~0.4cm 的薄片，中间以针刺数孔，然后置于应灸的穴位上或患处，再将艾炷放置于姜片上点燃施灸，当患者感觉灼烫时，可将姜片稍提起，稍停后放下再灸，以免烫伤。当艾炷燃尽后，易炷再灸，直至灸完应灸壮数。

2. 隔盐灸

此法多用于脐部施灸，用纯净食盐填敷于脐部，或于盐上再置一薄姜片，上置艾炷施灸，当患者感觉灼烫时，可将姜片稍提起，稍停后放下再灸，以免烫伤。直至灸完应灸壮数。

3. 隔蒜灸

用鲜大蒜头，切成厚 0.3~0.5cm 的薄片，中间以针刺数孔，然后置于应灸的穴位上或患处，再将艾炷放置于蒜片上点燃施灸，当患者感觉灼烫时，可将蒜片稍提起，稍停后放下再灸，以免烫伤。直至灸完应灸壮数。

（二）悬灸

用点燃的艾条，对准施灸部位，距离皮肤 3~5cm 处施灸（图 7-7），使患者局部感觉温热而无灼痛感，一般灸至皮肤潮红为度。常用的悬灸方法有温和灸、雀啄灸、回旋灸等。

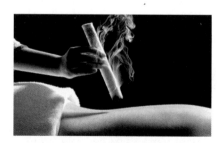

图 7-7　悬灸示意图

（1）温和灸：一般施灸时间为 10~15 分钟，灸至皮肤潮红为度。

（2）雀啄灸：一般施灸时间为 5~10 分钟。

（3）回旋灸：一般施灸时间为 10~15 分钟。

（4）温灸器灸：一般施灸时间为 20~30 分钟。

二、常见疾病灸法的应用

（一）泄泻

治则：健脾化湿。常用悬灸、隔盐灸。

操作步骤：

（1）取穴：天枢、足三里。

（2）配穴：胃脘胀痛者加中脘、内关，湿盛者加上巨虚、阴陵泉；脾胃虚弱者加脾俞、公孙、气海，命火虚弱者加命门、肾俞、关元、神阙，肝木乘脾者加脾俞、太冲。

（3）悬灸：每次选取 2~4 穴，每穴灸 15~20 分钟。每日 1 次，10 次为 1 个疗程。

（4）隔盐灸法：取神阙穴，每次灸 7~10 壮。每日 1 次，5~7 次为 1 个疗程。特别提示：隔盐灸前应清洁神阙穴局部，施灸时应注意询问患者的局部感觉，避免烫伤。

（二）胃痛

治则：温胃散寒，温中健脾。常用悬灸、隔姜灸。

操作步骤：

（1）取穴：天枢、中脘、足三里。

（2）配穴：气血亏虚加脾俞、胃俞，肝肾不足加肝俞、肾俞，寒凝加归来、地机，气滞加肝俞、太冲。

（3）悬灸：方法同上。胃脘痛时开始治疗，5 次为 1 个疗程，共治疗 3 个周期。

（4）隔姜灸：方法同上。特别提示：灸法具有温胃散寒、温中健脾的功效，治疗胃脘痛、脾胃虚寒疗效较好。胃痛时应注意嘱患者清淡饮食，保暖，避免受凉，忌劳累。

三、禁忌证

中暑高热、高血压危象、肺结核晚期大量咯血等情况忌用灸法。

四、注意事项

（1）如因施灸不慎灼伤皮肤，局部出现小水疱，可嘱患者保护好水疱，勿使破溃，任其吸收，一般 2~5 日即可愈合。如水疱较大，可用消毒毫针刺破水疱，放出疱液，再适当外涂烫伤油等，保持创面洁净。

（2）注意晕灸的发生。如发生晕灸现象，按晕针处理。

（3）患者在精神紧张、大汗、劳累后或饥饿时不适宜艾灸。

（4）注意防止艾灰脱落或艾炷倾倒而烫伤皮肤或烧坏衣被。尤其对老年患者施灸时更应认真观察，以免烫伤发生。艾条灸毕应将剩下的艾条套入灭火管内或将燃头浸入水中，以彻底熄灭，防止再燃。如有绒灰脱落于床上，应清扫干净。

第四节　推拿疗法

　　推拿古称按摩、按跷等，是在中医基础理论指导下运用推拿手法或借助于一定的推拿工具作用于人体体表的特定部位或穴位来防治疾病的一种治疗方法。在重新认识天然药物疗法和非药物疗法的优越性后，推拿这一传统疗法逐渐受到人们的重视。目前，推拿疗法已经被广泛应用于各种骨伤科疾病、周围神经疾病的治疗，取得了很好的效果，在某些骨伤疾病，如退行性脊柱病变、肩周炎、膝关节炎等的治疗上，推拿疗法已经成为首选疗法。

一、基本技术

（一）揉法

　　用手掌根或手指面部分吸定于一定的部位或穴位上，进行轻柔和缓揉的手法，称为揉法。揉法一般分为鱼际揉、掌根揉和肘揉三种。

　　手法要领：取站立或坐势，两手轮换操作，操作时沉肩、垂肘，肘关节自然伸直或微屈，大鱼际或掌根或手指面吸定于一定部位或穴位上，腕部放松，以肘部为支点，前臂主动摆动，带动腕部或掌指做轻柔和缓的摆动（图7-8）。

　　揉法操作时操作者要保持呼吸均匀、自然，不可屏气，压力要轻，动作要协调而有节律。一般速度为每分钟揉120~160次。

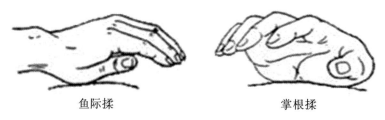

鱼际揉　　　　　　　　　　掌根揉

图7-8　揉法示意图

（二）推法

　　用指、掌或肘部着力于一定的部位进行单方向直线推动，称为推法。推法根据施术部位，有指推法、掌推法和肘推法三种，用指称指推法（图7-9），用掌称掌推法，用肘称肘推法。

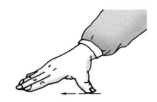

图 7-9 指推法示意图

手法要领：操作时沉肩、垂肘，肘关节微屈或屈曲，腕部背伸，指、掌或肘要紧贴体表，用力要稳，要缓慢而均匀地直线推动。操作时，动作要协调，不可硬压、死按，以防推破皮肤，在推动时不能耸肩，也不可左右滑动、忽快忽慢。

（三）拿法

以拇指与其他手指指面为着力部位，对称用力，夹持一定的穴位或部位，捏而提之，称为拿法（图 7-10）。

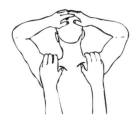

图 7-10 拿法示意图

手法要领：操作时沉肩、垂肘，肘关节屈曲，悬腕或腕关节自然掌屈或伸平，以指面为着力部，前臂静止性发力。以腕关节与掌指关节的协调活动为主，大拇指和食指、中指，或大拇指和其余四指做相对用力，在一定的部位和穴位上进行节律性的提捏。操作时，拿取的部位或穴位要准确，用劲要由轻而重，不可突然用力，动作要缓和而有连贯性。

（四）点按法

以拇指指端或指间关节突起部着力于一定的部位或穴位上，按而压之，戳而点之，谓之点法（图 7-16）。有拇指点和屈指点及肘点。用指、掌或肘尖着力，由轻而重、由浅而深地反复按压治疗部位，谓之按法（图 7-11）。根据施术部位不同，按法可分为拇指按法、中指按法、掌根按法及肘按法。点法与按法的区别：点法作用面积小，刺激量更大。点法在临床常与按法结合使用，组成点按复合手法。

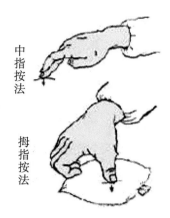

图 7-11　按法示意图

点法手法要领：沉肩、垂肘，肘关节伸直或屈曲，腕部伸平或掌用。拇指点按是用拇指端作用于体表。屈指点是屈拇指，用拇指间关节桡侧点压体表，或屈食指以近侧指间关节点压体表。着力要固定不得滑移，力量由轻逐渐加重，再逐渐减力，切勿暴力戳按。

按法手法要领：操作时用力宜由轻到重、稳而持续，使刺激充分达到机体组织的深部，不可突施暴力。按压的用力方向多位垂直向下或与受力面相垂直。

（五）拍法

用虚掌或拍子弹性拍打体表的手法，称为拍法（图 7-12）。

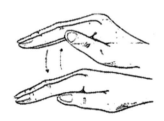

图 7-12　拍法示意图

手法要领：上肢放松，肘关节微屈，腕部背伸，手指自然并拢，掌指关节微屈呈虚掌，以肩关节活动为主，带动肘关节屈曲与腕关节悬屈、背伸的活动。拍打时要平稳而有节律，拍打的部位要准确，用力要先轻后重。拍法多用于腰骶部、大腿、上臂等。

二、常见疾病推拿疗法的应用

（一）项痹

中医认为本病多由年老体衰、肝肾不足、筋骨失养、筋肉劳损，或感受外邪、客于经脉，或扭挫损伤、气血瘀滞、经脉痹阻不通所致。临床主要表现为颈肩痛，伴上肢及手指麻木，肢冷，上肢发沉、无力，持物易坠落等。检查：颈部活动受限，颈项肌肉较紧张，可在斜方肌、冈上肌、冈下肌、菱形肌或胸大肌上找到压痛点。压顶叩项试验阳性，臂丛牵拉试验阳性。X 线检查可见椎体增生，钩椎关节增生明显，椎间隙变窄，椎间孔变小。CT 检查可见椎体后赘生物及神经根管变窄。本病相当于西医中的颈椎病，是中老年人的常见病、多发病。

治则：舒筋活血，理筋整复。

常用手法：拿法、按法揉法、点法、拍法、推法等。

操作步骤：

（1）患者正坐，医者先用拇指分别在风池、肩井、曲池、合谷、神门等穴进行点揉，每穴约操作 30 秒。

（2）医者站于患者背后用拿法放松颈肩部、上背部及上肢的肌肉 3~5 分钟，再用拿法拿揉颈项部并配合推肩臂部 3~5 分钟。

（3）在颈背部痛点处，用肘部点揉法操作 2~3 分钟。

（4）用一手拇指置于患处相应颈椎旁，在压痛点上施按揉法，并拿捏两侧肩井及患肩至前臂反复数次，操作 2~3 分钟。

特别提示：

（1）手法需轻柔和缓。如需用较大力量的手法，亦需在有纵轴牵引的情况下进行，绝不可粗暴、猛烈而急骤地过度旋转或屈曲头颈部。

（2）嘱患者进行适当的颈部功能锻炼，如颈部前屈后伸、左右耸肩及扩胸等主动运动。

（二）急性腰肌扭伤

急性腰肌扭伤俗称闪腰。中医认为本病主要由突然闪挫，或负重过大，或过度屈伸俯仰致血脉凝滞、经络阻滞，从而疼痛不能转侧。临床表现为伤后立即出现腰部一侧或两侧剧烈疼痛，多呈持续性，可牵掣臀部及下肢。腰部活动受限，不能翻身、坐立和行走，常保持一定强迫姿势，以减少疼痛，咳嗽或深呼吸时疼痛加重。体格检查：早期有明显的局限性压痛点，一般压痛点就是扭伤部位；肌痉挛是对于疼痛的一种保护性反应，多数患者有腰部肌肉痉挛，多发生在骶棘肌和腰背筋膜，继而又引起脊柱生理曲线的改变，多表现为不同程度的脊柱侧弯。

治则：舒筋通络，活血止痛。

常用手法：拿法、点按法、推法、拍法、摇法等。

操作步骤：

（1）患者取俯卧位，医者用按法在压痛点周围进行治疗，逐渐移至疼痛处，往返 3~4 遍，3~5 分钟。

（2）用肘点法点按腰阳关、肾俞、委中等穴，以酸胀为度，每穴施术约 1 分钟。

（3）患者站立，弯腰扶住床边。医生站在患者的侧后方，一手扶住患者腹部，另一手扶住患者腰部，两手相对用力，环旋摇动患者腰部，并使摇动的范围逐渐增大，2~3 分钟。

（4）双手虚掌拍击全腰以疏散气血，以皮肤微红为度，2~3 分钟。

（5）掌推双腿：两手掌心相对，分别放在左腿内外侧，从大腿根部开始，由上而下顺推下肢 1 分钟。再以此法推右腿 1 分钟。

特别提示：

（1）损伤早期要减少腰部活动，卧硬板床休息。

（2）注意局部保暖，病情缓解后，逐步加强腰背肌肉锻炼。

三、禁忌证

（1）某些感染性疾病，如丹毒、骨髓炎、化脓性关节炎等。

（2）某些急性传染病，如病毒性肝炎、肺结核等。

（3）有出血倾向、血液病或出血，如便血、尿血、消化道出血、血小板减少性紫癜等。

（4）烫伤与溃疡性皮炎局部等。

（5）肿瘤局部。

（6）外伤出血、骨折早期、截瘫初期等。

（7）患严重心、脑、肺、肾等器官的疾病。

四、注意事项

治疗过程中，应随时注意患者对治疗的反应，若有不适，应及时进行调整，以防止发生意外事故。

第五节　其他中医外治法

中医外治法也称作外治疗法，包括刮痧疗法、灌肠疗法、火罐疗法、竹罐疗法、药摩疗法、盐熨疗法、熏洗疗法、药浴疗法、香薰疗法、火熨疗法、芳香疗法、外敷疗法、膏药疗法、中药蜡疗、敷脐疗法、冬病夏治等。本节特举例拔罐疗法、穴位贴敷予以详细阐述。

一、拔罐疗法

拔罐疗法以罐为工具，借助热力排除罐内空气，形成负压，使之吸附于腧穴或应拔部位的体表，使局部皮肤充血、瘀血，以达到防治疾病的目的。其常用于感冒、头痛、不寐、肩凝症、腰痛、项痹、胃脘痛、痛经及带状疱疹等病症的治疗。

（一）基本操作

目前常用的罐的种类很多，如竹罐、陶罐、玻璃罐和抽气罐等。吸罐的方法有火罐法、煮罐法、抽气法等，其中火罐法最为常用。操作时用镊子夹住 95％ 的乙醇棉球，点燃后在罐内绕 1～3 圈再抽出，并迅速将罐扣在应拔的部位上。这种方法比较安全，但需注意的是燃烧的酒精棉球切勿将罐口烧热，以免烫伤皮肤。

（1）留罐（图7-13）：拔罐后将罐子吸拔留置在施术部位5~10分钟，然后脱罐。

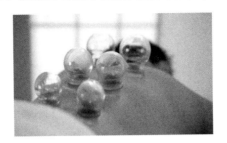

图7-13　留罐示意图

（2）走罐（图7-14）：一般用于面积较大、肌肉丰厚的部位，如腰背部、大腿部等。选用口径较大的玻璃罐，先在罐口或欲拔罐部位涂一些润滑剂，再将罐拔住，然后用右手握住罐子，上下往返推移，至所拔部位皮肤潮红、充血甚或瘀血，将罐起下。

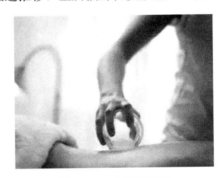

图7-14　走罐示意图

（3）闪罐（图7-15）：将罐拔住后，又立即取下，再迅速拔住，如此反复多次地拔上起下，起下再拔，以皮肤潮红为度。

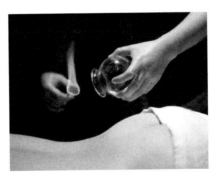

图7-15　闪罐示意图

（4）刺络拔罐（图7-16）：将应拔部位的皮肤消毒后，用三棱针点刺出血或用皮肤针叩刺，然后将火罐吸拔在点刺的部位上，使之出血，加强刺血治疗的作用。一般针刺后拔罐留置5~10分钟。

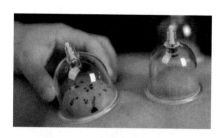

图 7-16　刺络拔罐示意图

（二）常见疾病拔罐疗法的应用

1. 感冒

治法：以背部督脉和膀胱经腧穴为主。行走罐及留罐法。

操作步骤：患者取俯卧位，暴露背部，在督脉和膀胱经上均匀涂润滑剂，用闪火法拔罐，将火罐扣在督脉上，然后医者用右手握罐，以左手扶住并拉紧皮肤，上下往返推罐 3~5 次，待皮肤潮红，再将火罐分别移至两侧的膀胱经，用同样的方法在两侧膀胱经上各走罐 3~5 次，最后将火罐停于大椎、风门、肺俞等穴，留罐 10 分钟后起罐。起罐后，擦净润滑剂。

特别提示：此法选用的火罐不要过大，操作时应注意轻吸，勿刺激过强，皮肤潮红即可。操作完毕后，嘱患者注意覆盖背部，勿使背部受寒。

2. 腰痛

治法：以腰部督脉和膀胱经腧穴为主。行走罐及留罐法。

操作步骤：患者取俯卧位，背腰部皮肤充分暴露。先在背腰部正中均匀涂抹润滑剂，用闪火法将中号玻璃罐扣在督脉上，医者左手扶住患者肩部，右手握住火罐，缓慢沿督脉推进或拉回，如此往返推罐 10~15 次，以皮肤深红或紫色为度。然后于腰部脊柱两侧膀胱经上同法操作。起罐后，擦净润滑剂。1 周 1 次，5 次为 1 个疗程。

（三）禁忌证

有严重心脏病的患者、患有出血性疾病者、肿瘤患者、患有活动性肺结核者、高热抽搐者禁用。

（四）注意事项

（1）拔罐时要选择适当体位和肌肉丰满的部位，骨骼凹凸不平、毛发较多的部位，火罐易脱落，均不适用。

（2）拔罐时要根据所拔部位的面积大小选择大小适宜的罐，操作时动作必须迅速，才能使罐吸附有力。

（3）拔火罐时注意勿灼伤或烫伤皮肤，若烫伤或留罐时间太长致皮肤起水疱时，小疱无需处理，仅敷以消毒纱布，防止擦破即可。水疱较大时用消毒针将疱液放出，用消毒纱布包敷，以防感染。

二、穴位贴敷

穴位贴敷（图7-17）是在中医理论的指导下，选取一定的穴位贴敷某些药物，通过腧穴刺激和药物外治的共同作用，起到扶正祛邪、防治疾病作用的一种疗法。本疗法既可统治外证，也可内病外治，从针灸学的角度看，它属于灸法的延伸。药物组方多采用具有刺激性及芳香走窜的药物，具有一定的"发疱疗法"的特征。其常用于久咳久喘、腹泻、痹证、喉暗、口疮等的治疗。该疗法是中医外治法的典型代表，具有方便、效佳、价廉、不良反应小等特点。

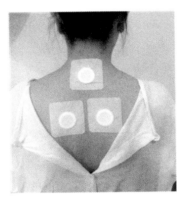

图7-17　穴位贴敷示意图

（一）基本操作

1. 辨证选穴用药，腧穴选择及配伍

（1）辨证取穴，通过辨证论治选取贴敷的腧穴组方，组穴宜少而精，一般在2~4穴。

（2）辨病选穴、神经节段选穴，根据疾病诊断，选取患病脏腑时应经络的腧穴，或根据病症所属的神经节段选取腧穴进行贴敷。

（3）局部选穴，选择离病变器官和组织最近、最直接的腧穴贴敷药物，或在病灶局部选择适当的阿是穴；也可在患病脏腑相应的体表选择腧穴或选用相应的背俞穴。

（4）远端取穴，根据上下相引的原则，上病取下，下病取上，如鼻衄、口疮取涌泉，脱肛取百会等。

2. 药物组方

外治法所使用的药物与内治法一致，即针对所患病证辨证用药，穴位贴敷时多选气味俱厚之品。补法可用血肉有情之品，并在此基础上适当配伍通经走窜、芳香开窍、活血通络之品，以促进药物吸收，如冰片、麝香、沉香、丁香、檀香、菖蒲、川椒、白芥子、姜、肉桂等。此外，选择适当溶剂如姜汁、酒、米醋等调和贴敷药物或熬膏，达到药力专、吸收快、收效速的目的。

3. 贴敷方法

（1）贴法：将已制好的药物直接贴压于腧穴，然后外覆胶布粘贴；或先将药物置于胶布粘面正中，再对准腧穴进行粘贴。适用于膏药、巴布剂、丸剂、饼剂、磁盘的腧穴贴敷。

（2）敷法：将已制备好的药物直接敷在穴位上，外覆塑料薄膜，并以纱布、医用胶布固定。适用于散剂、糊剂、泥剂、浸膏剂的腧穴贴敷。对胶布过敏者，可选用低过敏胶带或用绷带固定贴敷药物。

4. 贴敷时间

需根据疾病种类、药物特性及患者身体状况确定贴敷时间。一般情况下，老年病轻、体质偏虚者穴位贴敷时间宜短，治疗过程中若出现皮肤过敏症状如瘙痒、疼痛应即刻取下。

（1）刺激性小的药物每次贴敷 4～8 小时，可每隔 1～3 天贴敷治疗 1 次。

（2）刺激性大的药物，如蒜泥、白芥子等，应视患者的反应和发疱程度确定贴敷时间，每次贴敷数分钟至数小时不等（多在 1～3 小时）；如需再贴敷，应待局部皮肤基本恢复正常后再敷药，或改用其他有效腧穴进行交替贴敷。

（3）敷脐疗法每次贴敷的时间可以在 3～24 小时，隔日 1 次，所选药物不应为刺激性大及发疱之品。

（4）冬病夏治腧穴贴敷从每年入伏到末伏，一般每 7～10 天贴 1 次，每次贴 3～6 小时，连续 3 年为 1 个疗程。

（二）常见疾病贴敷疗法的应用

1. 感冒

（1）治法：解表疏风。

（2）操作步骤：薄荷泥涂擦法，取鲜薄荷叶数片，用手揉成泥状，擦太阳穴、迎香穴、合谷穴，可使头痛、鼻塞缓解，体温下降，每日 2～4 次，1～3 天为 1 个疗程。蒜泥贴敷法，当感冒伴有明显咽痛时，可用本法贴合谷穴，将大蒜（最好是紫皮独头蒜）10g，去皮洗净，捣烂如泥状。每次取 3～5g 贴穴位上，一般贴 1～3 小时，以皮肤发痒发红但不起疱为度，每日贴敷 1 次，3～5 天为 1 个疗程。

（3）特别提示：蒜泥贴敷法还可以用于以下病证，贴患侧合谷穴治疗乳蛾（急性扁桃体炎），贴双侧鱼际穴治疗喉痹、喑哑（急性咽喉炎），贴双侧涌泉穴治疗鼻鼽（变应性鼻炎发作期）和腹泻（急、慢性肠炎）等。

2. 口疮

（1）治法：导热下行。

（2）操作步骤：吴茱萸贴敷法。取吴茱萸 12g，烘干或焙干后研细末，陈醋调糊，取适量贴敷两侧涌泉穴，胶布固定，每日换 1 次，也可睡前贴敷晨起后取下，7 日为 1 个疗程。此外，本法对对咽喉痛亦有效；也可以用吴茱萸 9g、胆南星 3g，共研细末，醋调，取适量贴敷涌泉治疗口角流涎。

（3）特别提示：吴茱萸醋调糊贴敷涌泉穴可以治疗头晕头痛（高血压病），敷脐中可治疗脘腹冷痛、胃虚呕吐、日久腹泻（消化不良、慢性结肠炎）。

（三）禁忌证

颜面部慎用有刺激性的药物进行穴位贴敷。穴位贴敷时应严防有强烈刺激性的药物误入口、鼻、眼内。

对于可引起皮肤发疱、溃疡的药物需注意：

（1）糖尿病患者应慎用或禁用；

（2）瘢痕体质者禁用；

（3）眼、口唇、会阴部、脐部等部位禁用。

（4）过敏体质者或对药物、敷料成分过敏者慎用。

（5）贴敷部位皮肤有创伤、溃疡者禁用。

四、注意事项

（1）刺激性强、毒性大的药物，贴敷腧穴不宜过多，贴敷面积不宜过大，贴敷时间不宜过长，以免刺激过大或引发药物中毒。

（2）对于久病、体弱者一般不贴敷刺激性强、毒性大的药物。同时注意使用药量不宜过大，贴敷时间不宜过久，并在贴敷期间注意观察患者病情变化和有无不良反应。

（3）治疗期间禁食生冷、海鲜、辛辣、刺激性食物。

（4）敷药后尽量减少出汗，注意局部防水。

（5）本疗法会引起局部皮肤色素沉着、潮红、微痒、烧灼感、疼痛、轻微红肿、轻度出水疱等反应，可自然吸收，无需特殊处理。

（6）贴敷后部分患者可能会出现范围较大、程度较重的皮肤红斑、水疱、瘙痒，应立即停药，进行对症处理。极少数过敏体质者，对某种贴敷药物出现全身性皮肤过敏症状，应及时到医院就诊。

（7）贴敷部位起疱或出现溃疡者，可待皮肤皮损痊愈后再进行敷药。小的水疱一般不必特殊处理，待其自然吸收。大的水疱应以消毒针具挑破其底部，排尽疱液，消毒以防感染。破溃的水疱应做消毒处理后，外用无菌纱布包扎，以防感染。

第八章 医养结合中医护理的应用

国家卫健委印发的《全国护理事业发展规划纲要（2021—2025年）》（国卫医发〔2022〕15号）明确要求推动中医护理发展，要"健全完善中医护理常规、方案和技术操作标准。积极开展辨证施护和中医特色专科护理，持续提升中医护理服务质量，创新中医护理服务模式，发挥中医护理在疾病预防、治疗、康复等方面的重要作用，促进中医护理进一步向基层和家庭拓展，向老年护理、慢性病护理领域延伸。强化中医护理人才培养，切实提高中医护理服务能力"。我国老年人数量不断增加，其中有一半患有慢性病，亚健康状况突出等问题不仅严重影响老年人生活质量，也将影响健康老龄化社会建设。我国正积极推进医养结合养老模式应对人口老龄化，以实现老有所养、老有所医。面对我国未富先老的局面及养老护理的巨大压力，除保障患病老年人的治疗，应更多关注如何有效预防老年多发病、常见病，改善老年人健康状况和生活质量。

中医护理倡导"三因制宜（因时、因地、因人）和扶正祛邪，预防为主"的特色护理。中医护理技术简便易行、取材容易、安全性高，在医养结合机构提供的服务中融入中医特色护理和中医药适宜技术，不仅可以丰富其服务内容，还可以满足老年人对大病康复和养生保健的需求，提升养老服务质量，对实现我国健康老龄化具有很大的社会意义。

第一节 常见老年慢性病的中医护理

一、原发性高血压

高血压在中医中属"眩晕"范畴，发病时患者常表现为头晕眼花，肢体发软，站立时重心不稳，严重者出现晕倒、恶心呕吐、出汗、头痛等。临床上该病较为常见，好发于中老年人群。

（一）中医辨证护理

眩晕辨证主要分为痰瘀互结、肝火亢盛和阴虚阳亢。

1. 痰瘀互结

（1）居室布置：环境宜舒适安静，保持居室灯光柔和。

（2）饮食护理：减少摄入荤腥、生冷、肥甘厚腻的食物，多食蔬菜、瓜果、薯类，可根据个人喜好适当服用药茶。

处方一：茶叶9g、红糖9g、高粱穗9g、茜草9g，水煎代茶饮。

处方二：菊花10g、芹菜30g，适量加水煮3~5分钟，代茶饮。

处方三：玉米须150g，适量加水煮10~15分钟，代茶饮。

（3）情志护理：保持患者心情舒畅，帮助患者树立治疗信心，维持患者良好的情绪。鼓励老年人多参加有利于调养情志的娱乐活动，培养积极向上的兴趣爱好，如园艺、垂钓、书画、琴棋、声乐等。可推荐其听旋律优雅、曲调柔和、宁静安详的乐曲，保持心情舒畅，忌暴怒、郁闷、焦躁。

（4）中医护理技术：采用浴疗法缓解症状，将水温保持在35℃，加入松脂粉，按照0.5~1g/L的浓度配置。患者坐在浴盆中，胸部以下浸于水中，每隔2天进行一次浴疗，每次持续约40分钟。

2. 肝火亢盛

（1）居室布置：环境宜通风凉爽，患者需闭目养神，减少头部转动。

（2）饮食护理：肝火亢盛者饮食应清淡，宜食淡菜、山楂、紫菜、芹菜等，禁食辛辣、油腻及过咸之品。

（3）情志护理：保持患者心情舒畅，避免愤怒忧郁等情绪，防止出现肝火妄动。

（4）中医护理技术：采用足疗缓解症状，取桑叶15g、夏枯草25g、菊花25g、钩藤20g，水煎泡脚，每天泡1~2次。联合五音疗法，即推荐老年人听轻缓的音乐，降解肝火。

3. 阴虚阳亢

（1）居室布置：环境宜偏凉。

（2）饮食护理：增加滋阴食物的摄入，如红枣、银耳，饮食宜清淡、营养丰富、柔软易消化，忌食羊肉、辛辣之品。

（3）情志护理：减少思虑，保持清净心态。

（4）中医护理技术：采用贴敷疗法缓解症状，取朱砂15g、龙胆草50g、明矾30g、吴茱萸90g、土硫黄15g，将药材磨碎，加入小蓟根汁调制成糊状，将其敷于患者两侧涌泉穴及神厥穴，每隔2天换一次敷药。

（二）其他中医护理指导

1. 运动指导

散步是高血压患者必不可少的运动护理方法，适合任何时期的高血压患者，高血压患者进行较长时间的步行后，舒张压可明显下降。散步可在早晨、黄昏或临睡前进行，时间一般为15~50分钟，每天1~2次，速度可因人而异。也可在医护人员的指导下选择舌操、降压操等，如有眩晕，可在缓解后进行眩晕康复操等功能锻炼。

2. 生活起居指导

中医学认为人和自然是一个密不可分的整体，只有顺应自然规律，合理起居，才能达到人与自然的和谐统一。可指导患者养成规律健康的生活习惯，按时用药，定时排便，避免便秘，保证睡眠充足。

3. 自我监测

患者应掌握监测血压的方法和频率，但无需天天测血压或一天测几次血压，测量血压次数过多会给其带来不必要的精神负担。在无明显不适的情况下每周测1或2次即可。

4. 居家中医护理适宜技术

耳穴贴压和穴位按摩便于操作，适用于居家护理。医护可指导家属学会操作耳穴贴压和按摩以缓解高血压带来的不适感。眩晕者耳穴贴压可选用神门、肝、脾、肾、降压沟、心、交感等，穴位按摩可选用百会、风池、上星、头维、太阳、印堂等，也可选择涌泉穴等进行穴位贴敷。头痛者耳穴贴压选择内分泌、神门、皮质下、交感、降压沟等，穴位按摩可选太阳、风池、印堂、百会等，也可选择两侧太阳穴进行穴位贴敷。心悸气短者耳穴贴压选择心、神门、枕、交感等，穴位按摩可选内关、通里，配穴大椎、心俞等。

二、2型糖尿病

糖尿病在中医属"消渴"，以多尿、多饮、多食，形体消瘦，或者尿有甜味为主临床表现。

（一）中医辨证护理

消渴的三多症状往往同时存在，但是根据其表现的不同侧重，有上、中、下三消之分，以及肺燥、胃热、肾虚之别。中医护理主要以饮食护理为主。

1. 上消（肺热伤津）

（1）饮食护理：以润肺清热、生津止渴为原则。烦渴多饮，可用鲜芦根、天冬、麦冬或生地、玄参、天花粉泡水代茶饮，以生津止渴。大便秘结可用大葱、玄参泡水以生津通便。多吃新鲜蔬菜，保持大便通畅，使燥热得以下行。汤药宜温服，饮食宜清淡，忌辛辣、肥甘等。

（2）其他：汗出较多时要及时更换衣被，避免感受风寒，对于多饮、多尿者，应每天记录水分进出量。

2. 中消（胃热炽盛）

（1）饮食护理：以养胃泻火、养阴增液为治疗和调护原则。嘱患者注意控制饮食，不可暴饮暴食，并根据患者的体重、身高，合理安排膳食；若患者在吃完既定的饮食后，仍出现饥饿难忍的状况，应指导患者食用高容积、低能量的食品，如白菜、黄瓜、西红柿等蔬菜；或指导患者养成少食多餐的生活习惯，在一定程度上减轻患者的饥饿感。

（2）其他：胃热炽盛的消渴患者常常出现形体消瘦、全身乏力等状况，可适当进行体育锻炼以增强体质，同时也有利于身体恢复。

3. 下消（肾阴亏虚或阴阳两虚）

（1）饮食护理：肾阴亏虚以滋阴补肾、润燥止渴为治疗原则。中医护理上可推荐饮用枸杞茶，取枸杞 30g、红茶 20g，混匀之后每次取 5g，沸水冲泡饮用，具有滋肾养阴的功效。阴阳两虚的患者，严格控制盐的摄入量，通常情况下每天盐的摄入量不超过5g。饮食要清淡，避免食用含盐量高的食物，以免导致病情加重。

（2）其他：指导患者平时多注意休息，避免过度劳累，可以根据自身情况适当进行户外活动，如散步、打太极，但活动量不应过大。认真观察患者的视力、血压、皮肤及全身情况，注意有无眩晕、白内障等并发症的出现。做好皮肤及口腔的日常护理，保持口腔皮肤黏膜的清洁与卫生。指导患者每天用 3% 软皂水泡脚，水温一般应低于 40℃，然后用软毛巾擦干。

4. 并发症或其他合并症

按并发症及合并症进行辨证施护。如阴虚火旺，肺失滋润，易并发肺痨；肾阴亏损，肝失濡养，肝肾不足，易发为雀盲、耳聋；燥热内结，炼液成痰，痰阻经络，蒙蔽心窍，易发为中风；阴损及阳，脾肾阳虚，水湿潴留，泛溢肌肤，则成水肿；若阴津极度耗损，阴不敛阳，虚阳浮越，可见面红、头痛、烦躁、恶心呕吐、肢冷、脉微欲绝等，为阴竭阳亡之危候。护理时，要根据病情轻重，遵循急则护标、缓则护本、标本同重的原则，结合实际，辨证施护。

（二）其他中医护理指导

1. 运动指导

对于 2 型糖尿病患者来说，运动可增加末梢组织对胰岛素的敏感性，改善糖代谢；增加脂肪分解，减少脂肪堆积；增加机体的运动能力及体能；消除应激，改善神经功能状态；预防和控制并发症的发生发展。医养结合机构的医护应依据患者体质、年龄、习惯、爱好和病情特点，制订运动处方，推荐开展的运动有 24 式太极拳、八段锦、五禽戏、易筋经、糖尿病保健操等。同时，指导患者运动前后监测血糖，运动时携带少量食物或糖块，预防低血糖的发生。

2. 情志疏导

中医认为，情志失调、五志化火与消渴的发生发展有着密切的关系。消渴是慢性终身性疾病，患者往往没有毅力坚持治疗，而对治疗失去信心。对患者进行情志疏导，临床上常采用以下几种心理护理方法：①说理开导法，是对患者最基本的也是最常用的心理护理方法。本法针对患者不同的症结有的放矢，动之以情，晓之以理，喻之以例，明之以法，从而达到改变患者身心状态的目的。②移情易性法，通过一定的方法和措施转移或改变患者的情绪和注意力，以使患者从不良情绪中解脱。《素问·移精变气论》指出"古之治病，惟其移精变气"，即用言语诱导的方法说服和影响患者，转移其注意力，可收到疗效。③怡悦开怀法，在诊治患者的过程中，可注重开怀式的心理治疗，给患者多列举一些已经治愈或明显好转的病例，告知患者只要系统治疗、科学管理，就能预防并发症，减轻患者的思想负担，并树立其战胜疾病的信心。

3. 中医护理适宜技术

多采用艾灸、耳穴贴压、按摩、中药敷贴和中药泡洗。糖尿病合并失眠症作用于曲池、合谷、风池、百会等，可改善患者失眠症状；糖尿病合并便秘者作用于神阙穴、足三里、涌泉穴等可达到调节脏腑合机的目的；发生下肢动脉血管病变者采用中药泡洗，通过水的温热作用，使足部血管扩张，刺激人体足部反射区，药物随热而行，促进药效的发挥。

三、慢性阻塞性肺疾病

慢性阻塞性肺疾病（COPD）属于中医学"喘病""肺胀"等范畴。本虚标实为COPD的主要病理变化，正虚积损为其主要病机。

（一）中医辨证护理

COPD稳定期和急性期交替出现，迁延难愈。稳定期的患者仍可表现出咳嗽、咯痰、喘息、气短、发热、腹胀纳呆等。居家老年人多数为COPD稳定期患者。

COPD的中医辨证护理主要以饮食护理为主。饮食建议以高蛋白、高热量和高维生素膳食为主，并补充适量无机盐，同时避免摄入过多易产气食物及碳水化合物，多吃绿叶蔬菜及水果，食物烹饪以煮、蒸为宜，食物宜软烂，以利于消化吸收，同时忌肥腻、过甜、过咸、辛辣及煎炸之品。根据中医辨证，COPD可分为以下几个证型开展针对性的饮食护理。

（1）外寒内饮：宜进食有宣肺止咳、疏风散寒功效的食物，如白果煲鸡、紫苏粥等。

（2）痰热郁肺：宜进食有宣肺化痰、疏风清热功效的饮食，如金银花茶。

（3）痰浊壅肺：宜进食有理气止咳、清肺化痰功效的饮食，如雪梨银耳百合汤等。

（4）肺气虚：宜进食有降气平喘、开郁宣肺功效的饮食，如萝卜生姜汁、杏仁粥等。

（5）痰蒙神窍：宜吃有活血通络、清肺化痰功效的食物，如芦笋、雪梨、银丝瓜等。

（6）阳虚水泛：宜进食有活血利水、温阳化气功效的食物，如牛肉、羊肉、黑豆等。

（二）其他中医护理指导

1. 运动指导

（1）步行：每日步行500～1500m，运动量由小到大。开始时，可按照个体习惯进行中速步行，适应后可采用中速—快速—慢速的节奏步行。

（2）按摩保健穴位：经常按摩睛明、迎香、颊车、合谷、内关、肾俞、足三里、三阴交等。

（3）叩齿保健：指导患者叩齿，每日早晚各一次，每次3分钟左右。叩齿时可用双手有节律地搓双侧耳孔、提拉双侧耳廓直到发热为止。

（4）其他：可选择五禽戏、太极拳或八段锦，每周进行3次以上锻炼，每次锻炼15分钟。

2. 生活起居指导

保持室内空气温湿度适宜，空气新鲜流通。指导患者戒烟，室内勿放鲜花等可能引起过敏的物品，避免刺激性气体及花粉的吸入。在气候转变或寒冷季节时，勿汗出当风，及时增加衣物。在呼吸道传染病流行期间，尽量避免去人群密集的公共场所，避免感受外邪诱发或加重病情。起居有常，劳逸结合，保证充分的休息和睡眠，病情加重时减少活动量。

3. 情志疏导

本病缠绵难愈，患者常易出现抑郁、焦虑等情绪。家属和护理人员应多与患者沟通，了解其心理变化，及时给予心理疏导。护理人员主动介绍疾病知识，使患者了解病因和转归，指导进行呼吸功能锻炼和排痰。调畅患者情志，鼓励患者积极配合治疗；鼓励患者间多交流疾病康复经验，通过音乐欣赏、书法绘画、适当运动等移情易性，保持乐观开朗；鼓励家属多陪伴患者，给予患者情感支持，增强其治疗疾病的信心。

4. 中医护理适宜技术

针对 COPD 患者常用的中医护理适宜技术有耳穴贴压、穴位贴敷和拔火罐。以上三种方法操作简便、安全，具体操作如下。

（1）耳穴贴压：可选择神门、皮质、肺、气管下等穴位。每周 1 次，两耳交替进行贴压。耳穴贴压具有调和气血、疏通经络的作用。神门、皮质下具有解痉、镇静、止咳平喘、消炎的功效；肺穴有宣肺、平喘、祛痰之功；交感穴有对抗迷走神经的作用，可抑制腺体分泌，使血管收缩，支气管平滑肌舒张，黏膜肿胀消退。

（2）穴位贴敷：可选择天突、定喘、膏肓、肺俞等穴位。每天 1 次，每次贴敷 2~4 小时。穴位贴敷是中医药特色疗法，其以中医理论为基础，兼顾经络学，充分利用药物的辛辣刺激，以及俞穴和经络传输、调整的双重作用，具有透表达里、宣肃肺气、调节气血津液的功效。

（3）拔火罐：循足太阳膀胱经及督脉拔罐可祛除风寒邪气，疏通经脉，从而推动气血运行以止咳平喘。可选择定喘、膏肓、肺俞、脾俞、肾俞等穴位进行着罐，每周 3 次。

四、脑卒中

脑卒中中医病名为中风，是高血压、冠心病等相关疾病及家族遗传、不良生活方式等多种危险因素长期作用的结果。中医认为中风病位在脑，与心、肝、脾、肺、肾等的功能失调密切相关，是一种全身性疾病。

（一）中医辨证护理

中医提倡采用辨证施护、整体护理的措施提高脑卒中患者的治疗效果和生存质量。中医辨证护理主要以饮食护理和便秘护理为主。

1. 饮食护理

总的饮食原则为清淡饮食，忌烟酒及肥甘厚腻、辛辣之品。膳食中适当增加富含纤维素的食品、黑色食品及低糖食品，可以预防动脉硬化，以此预防脑卒中的再发。根据辨证施护原则，不同证型患者在饮食细节方面又存在如下差异。

（1）风痰上扰者，宜食用清内热、化痰湿的食物，如绿豆汤、大米山楂汤、豆浆等。

（2）痰浊蒙蔽、瘀血阻络者，饮食选择米汤、果汁、菜汤等。

（3）痰浊阻滞者，饮食以素食为主，可多食山楂、冬瓜、荸荠、芹菜、萝卜等。

（4）恢复期则以清热滋阴、健脾和胃为主，可选山楂、木耳、莲子、蜂蜜、核桃、赤小豆、大枣、桂圆、甲鱼等，可酌情加食猪瘦肉和鸡蛋，但忌食牛羊肉等肉类。

2. 便秘护理

患者罹患脑卒中后，由于活动减少、药物及饮食等因素的综合影响，常会出现便秘。因此，便秘护理成为脑卒中患者必不可少的护理内容。

（1）汤药护理：肝阳上亢者饮决明子茶，血虚者食用肉苁蓉、当归；顽固性便秘者必要时用麻仁胶囊。

（2）穴位按摩：按摩足三里、内关、合谷等穴位，能增强胃肠蠕动功能，缩短排便时间，促进排便。

（3）中药保留灌肠法：灌肠刺激性小，价格便宜，适合大多数老年患者，对顽固性便秘疗效较好。

（二）其他中医护理指导

1. 肢体障碍护理

肢体障碍脑卒中患者早期的护理目标为预防关节挛缩及失用性萎缩。具体方法包括：

（1）保持关节功能位，避免上肢屈曲、下肢伸展、足下垂内翻的模式；下床困难的患者可在床上进行被动运动；定期变换体位。

（2）肢体穴位按摩。按摩的部位及穴位要结合肢体障碍部位及中医辨证选择。一般而言，上肢选用肩髃、曲池、外关、合谷等穴，下肢选用环跳、承扶、委中、阳陵泉、足三里等。

（3）上肢痉挛者还可采用挂沙袋法，同时采用冷热水湿敷进行交替刺激。

（4）可综合运用中药热敷、中医蜡疗、按摩疗法，提高患者的自理能力。

2. 情志护理

患者一旦发病，便可能出现肢体、语言或者吞咽方面的障碍。这些都会引发患者抑郁、焦虑、恐惧、失望等不良情绪。抑郁是脑卒中常见的并发症，发病率达20%～60%。主要表现为情绪冷漠、愤怒、悲观、厌世，缺乏主观能动性及全身疲乏等。中医情志护理干预有穴位按摩及情志疏导两种方法：①按摩特定的穴位如百会、肝俞、四关、合谷、太冲，有醒脑开窍、疏肝理气、安神定志的作用。②采用以情胜情法、音乐疗法等进行情志护理，也可改善患者的抑郁情绪。

3. 其他

房间布置宽敞明亮，在患者活动过程中应安排专人看护和协助，地面上应放置防滑垫等，以防止患者跌倒和摔伤。

五、恶性肿瘤

恶性肿瘤中医病名为癌病，其发生有多种原因，但其基本的病理变化为正气内虚，气滞、血瘀、痰结、湿聚、热毒等相互纠结，日久积滞而成有形之肿块。

（一）中医辨证护理

疼痛是恶性肿瘤患者最常见的症状之一，临床实践证明，对癌性疼痛采取中医辨证施护能获得肯定的效果。中医认为，疼痛是一种主观上的自觉症状，其病机具有一定的共性。中医将疼痛分为两大类：其一，邪气阻滞经脉，气血瘀阻不通，就是所谓的"不通则痛"；其二，气血阴阳亏虚，不能濡养温煦经脉、脏腑等，也就是所说的"不荣则痛"。根据中医辨证，恶性肿瘤可分为以下几种不同证型，其护理要点如下：

（1）气滞血瘀：气为血之帅，气行则血行，气滞则血瘀，瘀血内阻，不通则痛。宜选择开郁化痰、消肿软坚的护理措施。

（2）痰瘀互结：痰湿中阻，可致疾蒙清窍，清阳不升可数头痛昏蒙。采取化痰除湿的护理方式可以减轻患者不适。

（3）肝阳上亢：情志抑郁，久则伤肝，肾精亏虚，阴血不足，致肝肾阴虚，肝阳上亢，阳亢化风，上扰清空，携痰瘀内阻脑窍而发头痛。当选护肝、肾，化痰解毒的护理措施。

（4）气血亏虚：气血生化无源，气虚不能帅血，血虚不能上荣脑髓、脉络可致头痛。脑瘤患者存在全身和局部的免疫功能障碍，在护理时尤其要注意对患者的防护，以弥补其本身的缺陷，减少因免疫障碍带来的疼痛。

（二）其他中医护理指导

1. 饮食护理

合理搭配饮食中的营养成分，多食谷类、豆类、新鲜水果和蔬菜等，少食腌制和熏制食品，以不偏食为要。多食有抗癌作用的食物，如大蒜、黄豆、番茄、卷心菜、姜、甘草、胡萝卜、芹菜、青椒、全麦及糙米。

2. 情志疏导

（1）沟通：根据患者的性别、性格、职业，与患者谈心交心，了解其心理状态，在不违反医疗制度的原则下尽量满足患者的要求，解除患者恐惧、紧张、苦闷等不良情绪，使患者保持最佳的心理状态接受治疗。

（2）转移：即精神转移，是利用某些方法，转移患者对于疾病的注意力，减轻其消极情绪，以促进疾病的恢复。护理人员可用语言和行动将患者的注意力转移到其他方面，以减轻其忧虑。

（3）有的患者对治疗失去信心，不能遵守病中禁忌，养病期间也躁怒纵欲。医护人员应按照《灵枢·师传》中所记载"告之以其败""语之以其善""导之以其便""开之以其所苦"，对患者进行劝说开导，使患者端正对事物的看法，认识自己的行为可能造成的危害，摆脱苦闷、焦虑等消极心理，积极配合治疗。取得患者信任是劝说开导奏效的前提。

（4）根据五行相克学说，以情胜情也是中医独特的情志调护法，如悲能胜怒，针对有些因怒伤肝致病的患者，引导其大哭一场，发泄情绪可消除怒气；对忧虑过度而脾胃不佳者，可与其说笑，采用音乐疗法等，以达到消除不良情绪、促进康复的目的。

3. 生活起居护理

起居有常，适度锻炼。表性肿瘤患者在治疗和康复中应注意"起居有常，不妄作劳"。要慎起居，适气候，避邪气。具体注意事项包括：一要注意动静结合、劳逸适度；动要多样，体育锻炼包括气功、太极拳、舞蹈等；静要"调神"，既要注意过劳则气耗，又要警惕过逸则气壅。二要注意循序渐进，不宜操之过急，要懂得欲速则不达。三要注意持之以恒，特别值得一提的是，当身体出现某些不适或病情有反复迹象时，应及时请医生诊疗或检查，不能盲目迷信体育锻炼。四要注意把适度锻炼与情志调整相结合，把"练身"和"练心"有机地结合起来。

4. 静脉炎的护理

中医认为静脉炎为药物所伤，引起血气不畅，瘀血阻滞，不通则痛。血气不畅，凝聚肌肤，津液输布受阻，瘀血内蕴，蕴久化热，则局部皮下或深部组织红肿、热痛甚至出现坏死、经久不愈的溃疡。治疗宜清热解毒、祛湿通络、化瘀散结、泻火为主。常用的有如意金黄散：大黄、黄芩、黄柏、黄连研制成粉末，用蒸馏水调后敷患处，每天1次，1次10小时，能泄热毒、行瘀。

5. 便秘的护理

化疗药物损伤人体正气，导致气血不足，下元亏损，肠失温润，传导无力，同时耗伤津液，致肠道失润，粪质干燥，从而导致便秘。患者表现为腹胀、腹痛、不思饮食等一系列症状，可增加患者的痛苦和心理负担甚至严重影响患者的生活质量。采用膳食疗法、心理护理并配合穴位贴敷合谷、天枢、太冲等穴位可缓解便秘。

六、骨质疏松症

骨质疏松症是危害中老年人健康的一种常见病、多发病，随着人口老龄化的增加，此病逐渐增多。骨质疏松症属中医学"骨痹""腰痛"等范畴。本病多因脏腑虚衰、精血不足，或久病耗伤正气，气血不足，难以濡养筋骨而致。

（一）中医辨证护理

护理人员应遵循辨证施护的原则，对骨质疏松症的患者按照不同的证型加以分类指导。根据中医辨证，本病可分为以下几个证型，护理主要以饮食护理和药物护理为主。

1. 肾虚痹

（1）饮食护理：饮食宜补肝肾为原则，可逐步增加血肉有情之品及滋补肝肾的食物，如动物肝、肾及核桃、枸杞等，以及枸杞羊肾粥、杜仲核桃猪腰汤等。

（2）药物护理：遵医嘱给予壮骨腰痛丸、枸杞地黄丸、消增强骨片、血藤当归胶囊、补气益肾胶囊、制香片、玄胡伤痛片等以补肝益肾。嘱患者服药后多饮水，中药汤剂宜热服或温服。

（3）其他：多晒太阳，强筋壮骨。以卧床休息为主，病情允许时可适当下床活动，避免劳累，注意腰背部保暖。

2. 气滞血瘀痹

（1）居室布置：病室环境宜舒适整齐，安静，空气清新，温、湿度适宜，阳光充足，禁止吸烟，每天定时开窗通气。

（2）饮食护理：饮食宜清淡、易消化，多新鲜蔬菜及水果，忌辛辣、刺激性食物，可食桃仁粥、川芎羊肉汤等。

（3）药物护理：局部可用舒筋活血方湿热敷，口服三七口服液、创伤灵、玄胡伤痛片，外用郑氏舒活酊行气活血、通络止痛。在服舒筋活血汤期间应注意局部保暖，免受风寒湿邪。

（4）其他：观察疼痛的部位、时间、性质和程度，给予相应的护理措施。

3. 风寒湿痹

（1）饮食护理：饮食宜营养丰富，忌生冷、油腻食物。适当多吃丝瓜、生姜、樱桃、五加皮等，以及乌头粥、当归生姜羊肉汤等。

（2）药物护理：遵医嘱予口服五灵二乌丸、祛风活络丸、术桂胶囊或桂枝汤等。祛寒化湿之中药汤剂宜温服，注意观察患者服药后反应。

（3）中医护理技术：陈伤且有寒湿者，可局部或循经取穴行针灸治疗（常用的穴位如肾俞、环跳、委中、阿是穴等）或局部运用散寒除湿、舒筋止痛之中药热敷，熏洗或行药浴。

（4）其他：注意保暖，避免感受风寒湿邪，忌卧水泥地、湿地，夏季避免受凉。

（二）其他中医护理指导

1. 运动指导

（1）坚持适当的体育锻炼。简单的扩胸运动、深呼吸运动、伸背运动、收腹运动和下肢外展运动等都是可选的项目，早晚各1次，每次15～20分钟。

（2）坚持步行500～1500m，每日1次或2次。

（3）太极拳和摩擦步的锻炼，需在有经验的老师指导下进行，方能取得事半功倍的效果。

2. 情志疏导

针对不同和具体的病情，给予必要的安慰，在减轻患者思想负担的同时，帮助患者正确地认识和对待疾病。真诚细致、热情周到的心理护理，往往是改变患者消极态度、悲观情绪的关键。当患者真正想改变现状，使体格逐渐强健时，就能够积极配合治疗，认真执行医嘱，就能获得良好的治疗效果。

3. 生活起居护理

避免寒冷刺激，注意保暖。平时洗浴时水温要适宜；季节冷暖交替时，注意增减衣服；睡觉时盖好衣被，避免风寒侵袭。疼痛明显或有骨折的患者，应睡硬板床；鼓励患者多进行户外运动，多晒太阳；运动要量力而行，同时注意科学防护，以降低患者在户外运动时摔倒和骨折的风险。

七、阿尔茨海默病

阿尔茨海默病在中医学中属"痴呆"的范畴，本病的形成以内因为主，多由年迈体虚、七情内伤、久病耗损等导致气血不足，肾精亏耗，脑髓失养，或气滞、痰阻、血瘀于脑而成。

（一）中医辨证护理

中医认为本病病位在脑，与肾、脾、心、肝等脏腑虚损有关，而关键点在于肾虚。"肾生髓，脑为髓海。"采用我国传统医学对患者进行护理，核心就是辨证施护。根据中医辨证，可分为以下几个证型。

1. 髓海不足

（1）饮食护理：饮食宜清淡、营养、易消化。鼓励患者适当多吃芝麻、核桃等坚果，喝黄精绿豆汤可降火补脑。

（2）其他：患者需多休息，避免跌倒、骨折等意外发生。注意保护头发，经常梳头，可按摩头皮，并保持毛发清洁。

2. 肝肾阴虚

（1）饮食护理：多吃水果、蔬菜，便秘时服麻仁丸、蜂蜜等。根据患者症状可用小麦粥调养，补气养血，滋阴安神。

（2）其他：患者多心烦易怒，应当保证患者情绪稳定，避免过度刺激。

3. 风痰瘀阻

（1）饮食护理：可给予山楂荷叶汤，活血化瘀、化痰开窍。

（2）其他：患者多头晕、肢体麻木、思睡懒动，应协助患者多进行功能锻炼，帮助患者多回忆往事。

4. 气滞血瘀

（1）饮食护理：膳食平衡，可适多饮双耳（银耳、黑木耳）汤，和血养营、抗凝化瘀。

（2）其他：患者表现为失眠多梦、头痛胸痛等，应协助其进行肢体功能锻炼。

5. 痰浊阻窍

（1）饮食护理：忌油腻、生冷食物，多吃半夏粟米汤，祛痰化浊。

（2）其他：患者多表现出智力减退、不思饮食、头重如裹等，应嘱患者多休息，保证睡眠充足，情绪稳定。

6. 脾肾不足

（1）饮食护理：低盐、清淡饮食，可食用人参粥调养，健脾益肾，补元气、安精神。

（2）其他：患者病房应足够温暖，并保持口腔清洁。

（二）其他中医护理指导

1. 居室环境指导

保持居室安静、整洁、温度及湿度适宜，避免噪声、强光等刺激，居室不摆放刀子、叉子等易引起危险情况的物品。

2. 情志疏导

《素问·上古天真论》在描述"圣人"的时候说其："适嗜欲于世俗之间，无恚嗔之心……外不劳形于事，内无思想之患，以恬愉为务，以自得为功。"良好的精神情志状态可以避免情志因素伤害身体，可以使形神协调，气血和畅，有助于身体的健康和疾病的治疗。因此，对老年人尤其是有轻度痴呆的老年人，家属首先应该帮助其调整不良心态，保持其乐观情绪，尽量避免其受不良情绪影响；可以多进行日常活动，尽可能维持日常社交活动，受体力所限的话可以多听音乐，或进行下棋、读书等娱乐活动。

3. 智力训练

"用进废退"，大脑作为机体的一部分，也遵循这一规律。如果长时间不进行脑力活动，则必然会加速大脑老化。因此要鼓励老年人勤于动脑，延缓大脑老化速度。例如，可以鼓励老年人看书、下棋，接触学习新知识、新事物。与各阶层各年龄段的人交流可以提高老年人的兴趣，增加新知识的获取途径。

4. 运动指导

老年人多"筋骨解墜"，气血虚衰，气血不能运行至脑，脑无所养，则髓海空虚。适当的体育锻炼如散步、太极拳、八段锦等养生功法，能够活动筋骨，益气养血，加速血液循环，改善脑部的血液供应状态，延缓病情进展。

八、冠状动脉粥样硬化性心脏病

冠状动脉粥样硬化性心脏病（以下简称冠心病）属中医"胸痹""心痛"范畴。病机多为寒邪内侵、饮食不当，情志失调、年老体虚不能鼓舞五脏之阳，以致胸阳不振，气滞血瘀，发为心痛。

（一）中医辨证护理

中医护理应以守护元气，及时止痛，处理好兼症，调畅情志维护脏腑平衡为基本原则。根据中医辨证，本病可分为以下几个证型开展针对性的中医护理。

1. 寒凝血瘀

（1）居室布置：居室宜温暖向阳，室温保持在 22℃～24℃，相对湿维持在 60％左右，患者日常生活中亦应自备取暖设备，并适时调整衣被厚薄，以防感冒。

（2）饮食护理：此型患者因寒邪内侵而发病，感寒则痛甚，饮食宜温热，宜用干姜、川椒等调味；宜食龙眼、羊肉、韭菜、荔枝、山楂、桃仁、薤白、干姜、大蒜等温阳散寒之品，少食生冷、寒凉之品，如苦瓜等，水果亦宜煮后食用。食疗方：薤白粥等。

（3）汤药护理：以温阳散寒、活血通络为主。阴寒极盛、胸痹之重症时，合用乌头赤石脂丸、苏合香丸。汤药宜温服，胸闷痛明显时可配合口服速效救心丸。

2. 气虚血瘀

（1）饮食护理：此型患者以气虚血瘀为病理基础，宜食益气活血之品，如鸡肉、牛肉、山药、木耳、大枣、薏苡仁等。食疗方：海蜇煲猪蹄等。

（2）汤药护理：以补气活血通络为主。予以补阳还五汤加减，气虚甚者，加用党参、白术等健脾补气之品。汤药宜温服，胸闷痛明显时可配合口服速效救心丸。

（3）其他：患者日常生活中还应注意适时调整衣被厚薄，谨防感冒。

3. 气阴两虚、心血瘀阻

（1）居室布置：病室应阳光充足，空气流通。禁止大声喧哗。

（2）饮食护理：此证患者宜食益气养阴、活血通络之品，如甲鱼、鸭肉、海参、木耳、香菇、山药、荸荠、甘蔗、百合、莲子、藕汁等。食疗方：山药粥、百合莲子羹等。

（3）汤药护理：以益气养阴、活血通络为主。予以生脉饮加减，气虚甚者，加用黄芪、白术、红景天、龙眼肉等健脾补气之品。汤药宜温服，胸闷痛明显时可配合口服速效救心丸。

（4）其他：患者日常生活中还应注意适时调整衣被厚薄，谨防感冒。发作期绝对卧床休息，以减少气血耗伤。

4. 痰瘀互结

（1）饮食护理：此证患者宜食通阳泄浊、活血化瘀之品，如海参、海蜇、薏苡仁、荸荠、冬瓜、海带、白萝卜、蘑菇、百合、扁豆、桃仁、柚子等。食疗方：薏苡仁桃仁粥等。

（2）汤药护理：以化痰散结、活血通络为主。予以小陷胸汤加减，痰阻甚者，加用枳实、石菖蒲、远志等化痰降气之品，气滞血瘀明显者加延胡索、郁金、生蒲黄、五灵脂、土鳖、苏木等。汤药宜温服，胸闷痛明显时可配合口服速效救心丸。

（3）其他：患者日常生活中还应注意适时调整衣被厚薄，谨防感冒。

（二）其他中医护理指导

1. 情志疏导

《灵枢》中记载"心者，五脏六腑之大主也……故悲哀忧愁则心动"。胸痹属内伤，多因七情致病，如思虑过度伤脾，忧伤太过伤肺；心藏神，是五脏六腑之主。护理人员应经常与患者交谈，进行心理疏导，嘱患者忌恼怒忧思，使肝气顺达。

2. 药物护理

严格遵照医嘱给药。中药宜在两餐之间温服，与服用西药间隔 30 分钟及以上，服药期间合理饮食，不宜服用对药物疗效有影响的食物，如服用人参时忌食茶叶、萝卜，阿司匹林不宜与鹿茸、甘草等同时服用。硝酸酯类药物是缓解心绞痛的首选药，但服用此类药物会引起血压下降，应注意监测患者的血压。

3. 生活起居护理

胸痹患者正气虚，生活护理要以不伤元气为原则，避免过多移动患者，饮食及大小便要协助患者节省气力。应保持患者大便通畅，防止加重病情。嘱咐患者不在饱餐后或饥饿时洗澡，洗澡时尽量有人陪伴。

4. 其他

严密观察患者胸痛发作的部位、时间、性质、程度，密切观测心率、脉搏、血压、体温等生命体征，有异常情况需及时报告主治医生。患者病情严重时应严禁下床，嘱其卧床休息，保持舒适体位及气道通畅，必要时给予吸氧。同时必须保持大便通畅，避免过度用力，以免诱发胸痛。患者若有便秘，应及早帮助患者按摩腹部，方法是三餐后，顺时针按摩腹部50次，反时针50次；或者给予患者蜂蜜水；亦可及时给予通便药。告知患者戒烟、戒酒及摄入低盐低脂饮食，保持心情舒畅。

九、老年便秘

便秘可以由疾病引起，也可导致疾病的产生，多见于老年人，65岁以上人群的患病率在30%左右。中医病名为便秘，病机主要是热结、气滞、寒凝、气血阴阳亏虚引起肠道传导失司。

（一）中医辨证护理

中医将便秘分为虚实两大类。实者由邪热、寒积、气滞引起邪滞胃肠、壅塞不通；虚者由阴阳气血不足造成肠失温润，推动无力。老年人脾肾亏虚，阴液不足，脏腑失润，大便秘结，数日一行，加之饮食失常，情志抑郁，气机失畅，可致便秘缠绵难愈。

1. 实秘

实秘主要以饮食护理为主。

（1）热秘：可给予清热润肠方，如麻仁丸，能泄热润肠通便而不伤正。

（2）气秘：可给予顺气行滞方，如六磨汤，可起到调肝理脾、通便导滞的作用；也可给予益气润肠方，如黄芪汤能益气润肠。

（3）冷秘：可给予温阳通便方，如济川煎加肉桂，能温补肾阳、润肠通便。

2. 虚秘

虚秘主要以药膳食疗为主。

（1）气虚型：用肉苁蓉10g、黄芪20g。

（2）湿热型：用大黄3g、熟川乌6g。

（3）阴虚内热型：用地黄10g、麦门冬10g。

（4）气滞型：用麦芽5g、枳壳10g。

（二）其他中医护理指导

1. 生活起居护理

定时起居，不轻易改变生活规律，尽可能在每日早餐后排便，因早餐后易引起胃肠反射。应让老年人养成规律的生活习惯，适当参加体育锻炼，如每日散步、打太极拳、深呼吸练习、腹部按摩等，以增强体质，提高食欲，促进肠蠕动。房间保持整洁，阳光充足，安静、通风。

2. 情志疏导

（1）鼓励老年人保持豁达健康的心态，动员其积极参加力所能及的社会活动，选择适宜的活动项目，如养花、书法、绘画、钓鱼、下棋等。

（2）增加老年人活动量，增加其自信心，使其身心处于活跃状态，有利于机体消化功能的正常发挥。很多老年人因便秘害怕上厕所，心理压力大，护理人员应耐心向老年人讲解每天养成排便习惯与防止便秘的重要性。对感觉性或无良好的排便习惯引起便秘的老年人更应重视其心理护理，消除老年人的感觉误差，帮助其养成定时排便的习惯。

（3）保护患者隐私，创造安全、舒适的环境，解除患者的心理障碍。

（4）在心理护理过程中遵守因人施护的原则，对不同的老年人采取不同的方式，既要耐心又要细致，一方面坚持正面引导，以情动人，另一方面，要因人而异，有的放矢，以减轻老年人便秘的心理压力。

3. 饮食指导

食物的质和量对胃肠蠕动起着重要作用，长期合理的膳食，对改善老年人便秘有较好的预防与治疗作用。饮食指导包含以下几方面的内容：

（1）适当食用促使肠蠕动的粗纤维食物，如黑面包、燕麦片、菠菜、芹菜、萝卜、黄花菜、菌类、木耳、海带等。

（2）适当食用润燥通便的食物，如蜂蜜、黑芝麻、核桃仁、香蕉、梨、苹果、奶及奶制品等。

（3）不宜食用不利于通便之品。忌饮烈酒、浓茶、咖啡。

（4）多次少量饮水可促进排便。强调每日饮水不少于 1500ml，最好晨起空腹饮水 200～300ml。

（5）养成合理的饮食习惯，定时定量，不能饥饱无常，不能暴饮暴食，软硬冷热相宜，饮食干净卫生，食品多样化。

4. 中医护理适宜技术

常用的中医医护理适宜技术是推拿按摩，按摩具有疗效可靠持久、无不良反应、简便易学的特点。

手法一：可由护理人员操作或指导患者自己进行，将双手食指、中指、无名指重叠放于脐上四横指处，适当加压，按结肠走行方向，以升结肠、横结肠、降结肠、乙状结肠的顺序，顺时针做环形按摩，可刺激肠蠕动，帮助排便。

手法二：运用指揉中腹，右手中指置于中脘穴（脐上四指），其余四指顺势贴附于腹部，顺时针方向揉动 30 次；揉按天枢穴，双手分别置于左右天枢穴（脐旁两指），由外向内按摩 50 次，可取得良好的效果。

第二节　社区医养结合中医护理的应用

一、概述

居家养老在医养结合服务中处于基础地位，无健康管理的居家养老难以满足老年人的养老需求。老年人作为一个特殊群体，有对健康更倚重的特殊需求。从老年人生理特征来看，随着年龄增长，机体功能下降，老年慢性病（如高血压、糖尿病、冠心病、老年性痴呆）高危因素增多与患病率升高，存在或潜在各种健康问题。中医作为我国的传统医学，为我国人民的健康做出了巨大的贡献。目前，医疗工作者逐步将目光转向了在慢性病防治和康复中具有独特作用的中医药。中医护理包含丰富的护理手段和灵活多样的护理方法，其中一些简便易行的中医特色护理技术经过临床验证对老年慢性病的预防及治疗效果较好，可提升老年人的健康水平，降低老年人再次入院率。

二、开展的形式

前期通过已签约的家庭医生（由护理人员、中医科医生、康复治疗师组成）上门或者老年人定期到机构的形式开展综合评估服务，根据健康需求制订个性化的中医护理康复方案；中期由中医专科护理团队在医生和康复治疗师的指导下开展具体的中医延续护理；后期由家庭医生团队再次对老年人进行护理效果评价，实施进一步的干预和管理。

三、开展的中医护理项目

以中医基础理论为指导，运用整体观及独特的传统护理技术，适用预防、养生、保健、康复及医疗措施等，对老年人进行饮食指导、服药护理、情志调护、养生康复指导、生活起居指导、推拿、耳穴贴压、穴位按摩、浴疗等中医护理措施和健康指导。

四、护理效果评价

对相关指标（饮食、睡眠、大便性状与次数、精神状态等）进行评价。病情平稳，相关症状得到有效改善，则继续按照原护理方案进行干预；相关症状未改善，由团队管理人员会诊后，改变护理方案，实施进一步的干预和管理；如老年人病情加重，经过相关专业人员会诊后，与家属沟通，征求同意后，送往医疗机构进一步诊治。

五、中医治未病护理（预防保健）

对于居家老年人，应尽早采取中医治未病措施，防患于未然。中医倡导"治未病"，即在发生疾病前，先做好各种预防措施来防止疾病的发生。中医护理在整体观和辨证理论指导下，强调"三分治，七分养"，坚持"防重于治"和"既病防变"的原则，强调预防为主，防止出现并发症及在疾病康复期防止病情反复。

护理人员应指导老年人合理安排休息活动时间，养成有规律的起居习惯；饮食合理、规律，不可过饱、过饥，要注意饮食卫生；保持心情愉快，适当锻炼身体，提高抵抗力；通过食疗、药物来补精益肾，达到增强抗病能力的目的。老年人发生疾病以后要做到早诊断、早治疗，以防疾病进一步发展与恶化。

第三节　机构医养结合中医护理的应用

一、概述

依据《国家医养结合机构服务指南（试行）》《四川省创建全国医养结合示范省实施方案》等文件的精神，医养结合机构应对失能、半失能老年人的失能状况进行综合评估。结合基础信息采集、综合评估、病种分类，将失能、半失能老年人横向分为护理需求等级一、二、三、四级（评估见第四章节），纵向分为高血压、糖尿病、脑卒中、慢性阻塞性肺疾病等疾病组。通过中医护理辨证分型，对患者健康问题进行全面评估后制订护理措施，体现因人而异、因地制宜、同病异护、异病同护的中医整体辨证施护特色。

可开展的中医护理适宜技术（见第七章节）包括艾灸、推拿、拔罐、刮痧、穴位贴敷、耳穴、药浴、太极拳、八段锦、热疗、蜡疗、电疗、音乐疗法等。具体开展项目，应由专业医生评估后制订针对性方案。

二、失能老年人的分级中医护理

（一）一级健康管理（轻度失能）

此级老年人的大部分生活能自理，少部分需要辅助，在中医护理中参与度最高、需求最大、适用范围最广、效果也最显著。

1. 中医药治疗及治未病

坚持"圣人不治已病治未病"的原则，在老年人的健康管理中"防重于治"。积极开展中医疾病预防，通过艾灸、推拿、拔罐、刮痧、穴位贴敷、耳穴压贴等中医适宜技术，指导老年人练习太极拳、八段锦等，增强老年人体质，提升老年人健康水平，延年益寿。

2. 护理指导

（1）饮食以清淡、细软、易消化、营养丰富为宜。多饮水，多吃蔬菜、水果，少食煎炸、油腻之品。并根据基础疾病辨证分型，给予食疗饮食。

（2）老年人身体日渐赢弱，各种慢性病迁延不愈，患者常有烦躁、焦虑、抑郁、孤独等情绪。医护人员应安慰患者，使其树立信心，提高其对自身疾病的认识，鼓励其积极配合治疗。

3. 常用保健措施

（1）八段锦功法简介：八段锦功法是一套独立而完整的健身功法，起源于北宋，练习无需器械，无需场地，简单易学，节省时间，作用显著，适合男女老少练习，有防病治病的功效。

（2）八段锦功法口诀：双手托天理三焦，左右开弓似射雕，调理脾胃须单举，五劳七伤向后瞧；摇头摆尾去心火，两手盘足固肾腰，攒拳怒目增气力，背后七颠百病消。

（3）八段锦功法作用：

1）前四段主要治病。

双手托天理三焦。作用：上焦心肺，中焦脾胃，下焦肝肾，掌心向上托，小指和无名指有麻的感觉。

左右开弓似射雕。作用：向前推出的食指向上，拇指斜向上，做法正确会有麻胀的感觉。

调理脾胃须单举。作用：调理脾胃。

五劳七伤向后瞧。作用：任督通，病不生，头旋转，手下按，打通任督二脉。

2）后四段主要强身。

摇头摆尾去心火。作用：去心火。

两手盘足固肾腰。作用：健腰肾。

攒拳怒目增气力。作用：练内气。

背后七颠百病消。作用：通血脉。

每个动作以重复 8 至 16 次为宜。初学者建议做 8 次。一年后可增至每个动作完成 16 次。练习八段锦时需平心静气，气息均匀，整套练习一次约需 10 分钟。

（二）二级健康管理（中度失能）

此期老年人常罹患各种慢性病，自理能力下降，中医康复和护理对疾病症状的减轻和病情好转有明显积极的作用。

1. 中医药治疗及中医康复护理

结合中医辨证施治，对痹证、眩晕、面瘫、腰痛等患者进行中医康复护理，促进患者康复，提高患者生活质量。

2. 护理指导

（1）饮食护理：以清淡、易消化、营养丰富的食物为宜。忌煎炸、油腻、辛辣、刺激性饮食及烟酒。风热、燥邪犯肺咳嗽者，宜食清热润肺化痰之品；憋喘多汗者，宜多饮水；饮邪亢盛者，应适当限制饮水量；肠道湿热者，饮食宜清淡爽口，忌食助湿之品。

（2）情志护理：老年人常有焦虑、烦躁情绪，应多给予心理疏导，消除疑虑，鼓励患者保持乐观情绪，积极配合治疗。

3. 常见病症的辨证护理

（1）痹症。

1）辨证施护。

风、寒、湿痹者患部可遵医嘱用热水袋或药袋热敷，并遵医嘱行针刺、拔罐、熏洗等治疗。

热痹者中药熏洗时药液宜偏凉，局部禁用温热疗法。

痛痹者局部注意防寒保暖，疼痛剧烈者需卧床休息。

2）药物护理。

风寒湿痹者中药汤剂宜热服，用药酒治疗时应注意患者有无酒精过敏反应。热痹者汤剂宜偏凉服。注意服药后的效果及反应，如出现唇舌手足发麻、恶心、心悸等，应及时报告医生。

3）饮食护理。

饮食宜富含营养及维生素，清淡可口，易于消化。风、寒、湿痹者应适当多吃温热性食物，可适当饮用药酒，忌食生冷。热痹者宜适当多吃清淡之品，忌辛辣、肥甘、酒等，多饮水。

4）情志护理。

痹症病程缠绵，易反复发病，造成患者行动不便，生活质量下降。患者患病后心情易抑郁。护理人员要经常关心患者，给予心理安慰，并具体解决其不便，减轻其痛苦。说服家属给予患者家庭温暖及生活照顾，使其心情舒畅。

5）健康指导。

嘱患者注意防风寒、防潮湿，出汗时切忌当风，被褥常洗常晒，保持干燥清洁。需继续服药者，应告知其特殊药物的煎煮法，如川乌、附子宜久煎等，并注意药后反应，如有不适，及时就医。

均衡饮食，肥胖者需减轻体重，以减轻关节负荷。痛风性关节炎患者应减少嘌呤类食物的摄入。

根据病情和体质，适当活动。

（2）眩晕。

1）辨证施护。

风阳上扰，肝肾阴虚者：密切观察病情变化，定时测量血压，保持病室安静，若头晕严重出现昏扑者，立即报告医生。

痰浊上蒙，气血亏虚者：病室宜向阳，宽敞明亮，通风良好，眩晕伴恶心呕吐者，遵医嘱针刺或按摩内关穴，以减轻呕吐。

2）药物护理。

中药汤剂宜温服，观察用药后的效果及反应。眩晕伴呕吐者中药宜温服，或姜汁滴舌后服用，采用少量频服的方法。

3）饮食护理。

饮食宜清淡，忌食辛辣、肥腻、生冷之口，禁烟酒。风阳上扰者，可食滋阴潜阳之品。气血亏虚者，多食血肉有情之品。肾阴不足者，多食滋阴益肾之品。

4）情志护理。

关心体贴患者，使其心情舒畅。对肝阳上亢、情绪易激动者，减少情绪刺激，指导其掌握自我调节的能力。对眩晕较重，易心烦、焦虑者，需向其介绍有关疾病知识和治疗成功的经验，以增强其信心。

5）健康指导。

保持心情舒畅、乐观。适量锻炼，增强体质。有高血压病史者要坚持服药，定期测量血压。

（3）面瘫。

1）辨证施护。

风寒阻络者：急性期注意休息，减少外出，外出时要戴口罩，睡觉时勿靠近窗边或面对空调直吹，以防再受风寒。

气虚血瘀者：患侧用湿热毛巾外敷，眼睑闭合不全者可戴眼罩或以湿纱布覆盖，每日滴抗生素眼药水4～5次，遵医嘱给予针刺、艾灸、拔罐疗法。

2）药物护理。

中药汤剂宜温服，注意观察患者用药后反应。

3）饮食护理。

饮食宜清淡，忌生冷、辛辣、刺激性食物。咀嚼不利者，给予营养丰富、易于消化的半流质饮食。

4）情志护理。

嘱患者保持乐观情绪，避免各种不良刺激，使其情志愉悦，气血调达流畅；向患者及家属讲解疾病相关知识，指导其积极配合治疗。

5）健康指导。

保持室温适宜，注意面部保暖，外出时戴口罩，夏天严禁对风扇和空调直吹。湿温毛巾热敷面部，以改善血液循环，每天可进行2～3次。

掌握面肌功能的训练方法，进行面部环形按摩。

口服激素药时遵医嘱，循序减量，并注意预防感染。

保持乐观情绪，尽量减少情绪波动，使之心情舒畅。

适量锻炼，增强体质，冬季感冒流行期间减少到公共场所活动，预防感冒。

（4）腰椎间盘突出症。

1）辨证施护。

气滞血瘀者：急性期卧硬板床休息，待症状基本缓解后，可在腰围保护下离床活动。疼痛剧烈时针刺环跳、足三里、阳陵泉、三阴交、委中等穴位。

风寒阻络者：注意腰背部保暖，避免寒邪入侵。采用温热法护理技术，局部予中药热敷、熏蒸、艾灸、拔火罐、针灸等治疗，以温经散寒、通络止痛。

肝肾亏虚者：卧硬板床休息，避免久坐、弯腰、劳倦过度。疼痛甚时给予穴位按摩（取穴肾俞、命门等穴）。

2）给药护理。

用药期间忌生冷及寒凉食物，同时外避风寒，以免加重病情。

3）饮食护理。

气滞血瘀者给予活血化瘀、行气止痛的食物，如韭菜，冬瓜等。

风寒阻络者给予温补的食物，如羊肉、生姜，忌食生冷及肥甘之品。

肝肾亏虚者给予补肝肾、益气血的食物，如猪肾、鱼、虾等。

4）情志护理。

做好患者的调护，解除其恐惧、焦虑情绪，向患者解释七情与疾病的关系，使其树立战胜疾病的信心。

5）健康指导。

卧硬板床，腰背部保暖，避风寒湿邪侵袭，做到生活起居有节。

加强腰背肌功能锻炼，避免重体力劳动、劳欲过度、急弯腰和过度弯腰，防止疾病复发。

遵医嘱用药，指导正确煎煮中药及服药的方法。

嘱其保持乐观的情绪。

加强饮食护理，多食补肝肾、强筋骨的食物。

定期复查。

（三）健康管理三、四级（重度、极重度失能）

此期老年人慢性病加重，肢体功能不断下降，生活自理能力大部分丧失，中医康复及护理主要以促进功能恢复为主。

1. 中医药治疗及中医康复护理

中医药辨证施治，结合中医针灸、推拿、按摩、电疗等技术促进肢体功能恢复，减少疼痛不适，提高老年人自理能力及生命质量。

2. 护理指导

（1）饮食宜清淡、少油腻、易消化。多食蔬菜、水果，忌食辛辣、油腻之品，忌烟酒。

（2）少量多餐，鼻饲饮食者，每次鼻饲小于200ml，每次间隔2小时。营养不良者给予营养餐，必要时给予静脉营养支持。

（3）老年人易出现失望、无助、自我放弃的情绪，要多给予心理疏导，鼓励老年人做力所能及的事情，保持乐观和情绪稳定。

（4）鼓励家属陪伴，适当进行死亡教育，帮助患者平静度过最后一程。

3. 常见疾病的辨证护理及康复（以脑血管病后遗症为例）

（1）辨证施护。

风痰上扰，痰浊阻滞者：眩晕重者，嘱卧床休息，防止摔倒，注意防寒保暖，尤其是遗留偏瘫的患者，应防风邪侵袭。

阴虚阳亢，气虚血瘀者：严密观察病情变化，定时测量生命体征，烦躁不安，入睡困难者，遵医嘱给予镇静安眠药，口眼歪斜时，给予针刺治疗。

（2）康复护理。

按摩理疗法：按摩一般针对瘫痪肢体由上而下进行，如下肢按摩先从大腿开始，继而小腿直到足趾，上肢从肩关节开始，继而上臂、前臂直至手指，在肌肉较丰满部位可采取按摩、揉捏结合的手法，以防肌肉萎缩和关节变形挛缩。

药枕理疗法：杭菊花、冬桑叶、野菊花、辛夷、薄荷、红花混匀捣碎，拌入冰片50g，装布袋枕头。

药浴理疗法：用活血化瘀中药泡液 500ml 与清温水相混，浸泡肢体约 30 分钟后洗浴，可起到通脉活血化瘀之功效。

（3）药物护理。

服中药后避免受风寒，汗出后及时用干毛巾擦干，观察用药后效果及反应。

服降压药、脱水药时，应观察血压变化，防止头晕，注意安全。

（4）饮食护理。

饮食宜清淡、少油腻、易消化，以新鲜蔬菜、水果为主。

（5）情志护理。

中风患者多为心火暴盛，应耐心做好其情志护理，解除患者的急躁情绪，避免不良刺激。

（6）健康指导。

指导患者正确面对疾病，克服急躁和悲观情绪，保持情绪稳定，增强战胜疾病的信心。

保持室内安静，减少各种不良声音的刺激。

合理饮食，多吃蔬菜、水果，戒烟酒。

保持大便通畅，养成定时排便的习惯。

指导变换体位时动作要慢，转头不要过猛。

与患者及家属共同制订康复训练计划。

指导患者早期进行肢体被动和主动运动，如每天进行数次"十指交叉推手"的自我辅助运动及"桥式运动"，并辅以理疗、按摩、针灸，促进肢体功能康复。

（四）效果评价

对机构中的失能老年人，定期开展中医护理效果评价，通过老年人的主观感受、症状、体征、检查指标，以及生活自理能力、肢体功能状态、肌力/肌张力评价等，综合判断护理效果，并根据评价结果及时调整护理方案。

第九章 医养结合中医药治未病的应用

中医"治未病"的概念最早出现于《黄帝内经》，《素问·四气调神大论》提出："是故圣人不治已病治未病，不治已乱治未乱，此之谓也。夫病已成而后药之，乱已成而后治之，譬犹渴而穿井，斗而铸锥，不亦晚乎。"

治未病是中医预防医学的高度概括，包括未病先防、既病防变和愈后防复三个层面的内容，因此实施中医治未病健康工程，大力发展全民健康教育，改善当前居民健康状况，是促进社会和谐稳定的重要抓手，对促进健康中国建设有着重要意义。

2019年，国家基本公共卫生服务规范将医养结合服务工作纳入服务管理范畴，中医药治未病服务作为其中的重要内容，因具有独特的优势和魅力，以及诊疗方式简便、价格相对低廉的特点，深受广大居民和老年慢性病患者的欢迎。

第一节 社区医养结合中医治未病的应用指导

一、服务对象

居家养老、在社区养老机构接受基层社区卫生服务机构健康管理的老年人。

二、服务内容

社区卫生服务机构主要开展中医体质辨识、中医健康宣教、中药治疗、中医外治技术、中医养生保健指导（食疗、茶饮、耳穴压丸、穴位贴敷、中药足浴、中药香囊、健康操）等。

三、服务流程

社区卫生服务机构的服务流程如下：健康体检—体质辨识—健康评估—健康宣教—

开具健康处方（主要指养生保健处方），必要时开具中药处方、治疗处方—开展治疗—进行疗效评价—定期健康指导，实施健康管理，适时调整健康管理方案。

四、服务方式

（一）中医服务参与健康评估

老年人到院体检或患病入院时，中医科医生参与健康评估，进行中医体质辨识，根据评估结果制订健康干预措施。

（二）中医护理参与健康管理

护理人员运用季节养生知识，依据四季气候变化特点，对老年人进行生活起居指导、情志指导、运动指导、饮食指导等，指导其改变不良生活习惯，保持健康的生活方式。

（三）中医药参与健康教育

利用健康教育讲座、宣传栏进行中医药保健知识宣传（包括营养知识、中医养生常识、慢性病中医药防治知识等内容），落实好大众健康教育。

（四）中医药参与养生保健服务

依据体质辨识情况，指导患有高血压、糖尿病、高血脂等常见慢性病的老年人，通过茶饮、食疗、足浴、按摩、中药香囊、中药药枕等，改善健康状况。同时可指导老年人进行八段锦、太极拳、手指操等简单适用的养生运动。

第二节　机构医养结合中医治未病的应用指导

一、服务对象

患有一种或多种慢性病，需要长期健康监护，在医养结合机构接受治疗、康养与护理的 65 岁及以上的老年人。

二、服务内容

医养结合机构主要开展中医体质辨识、中医健康宣教、中药治疗、中医养生保健（食疗、茶饮、耳穴压丸、穴位贴敷、中药足浴、中药香囊、健康操等）、中医适宜技术治疗［针刺、刮痧、拔罐、中药穴位贴敷、熏蒸、推拿、蜡疗、火疗、特定电磁波（TDP）治疗等］、中药芳香治疗、情志护理等。

三、服务流程

医养结合机构服务流程如下：入院综合评估—体质辨识—疾病辨证—制订中医药健康干预方案（中药治疗、中医适宜技术治疗、非药物干预处方等）—开展治疗和实施干预—定期效果评价、适时调整干预方案。

四、服务方式

（一）中医服务参与健康评估

老年人因患病导致生活失能入院时，中医科医生参与老年人的健康评估，进行中医体质辨识，疾病辨证，必要时由康复科医生进行康复评估，根据评估结果制订综合干预方案，包含中医药治疗（中药、养生保健、中医适宜技术）、现代医学治疗、心理治疗、家庭与社会支持等方面的内容。

（二）中医护理参与健康管理

中医护理人员运用季节养生知识，依据四季气候变化特点，对老年人的饮食、日常起居进行指导与照护，有效促进老年人康复；协助老年人进行肢体活动，促进血液循环，促进身心健康；开展情志护理，包括环境适应、情绪疏导、心理评估及干预，根据需要邀请专业心理咨询师会诊，因人施护、有的放矢地处理老年人的情绪问题。

（三）中医药参与疾病诊治、健康教育

为有需求的老年人提供个性化中医药服务，开展急、慢性病诊治，进行辨证后开具中药处方、非药物治疗处方，给予治疗与健康指导。同时利用健康教育讲座、宣传栏，进行中医药保健知识（营养知识、中医养生常识、慢性病中医药防治知识等内容）宣传，落实好老年人的健康教育。

（四）中医药参与养生保健服务

依据体质辨识情况，为老年人开具中医养生处方。针对高血压、糖尿病、高血脂等常见慢性病患者开具相应的养生处方，通常为中药浴足、中药香囊、药枕等，由护理人员或老年人的陪护协助老年人接受相应服务。中医科医生或护理人员可指导老年人进行八段锦、太极拳、手指操等简单适用的中医养生运动，或运用推拿手法、中药熨烫等预防和治疗老年人的腹胀、便秘等。

（五）中医技术参与康复服务

根据康复评估结果为有需要的老年人提供针刺、艾灸、拔罐、刮痧、穴位贴敷、中药塌渍等常见慢性病的中医适宜技术治疗。同时结合现代康复技术，进行物理治疗及部分作业治疗，包括电疗法、超声波疗法、热疗法等，引导老年人进行相应部位的肌力训练，促使其功能有效恢复；开展视动统合认知训练（OT 作业训练），教会老年人选择及使用辅助器具，并指导其使用；采用非药物干预方式，训练其认知功能等。

参考标准

GB/T 29353—2012《养老机构基本规范》

GB/T 35796—2017《养老机构服务质量基本规范》

JGJ450《老年人照料设施建筑设计标准》

GB/T 18883—2002《室内空气质量标准》

GB 50140—2005《建筑灭火器配置设计规范》

GB 3096—2008《声环境质量标准》

GB 50033—2013《建筑采光设计标准》

GB/T 10001.6—2021《标志用公共信息图形符号 第6部分：医疗保健符号》

GB/T 10001.9—2021《标志用公共信息图形符号 第9部分：无障碍设施符号》

GB/T 15565.2—2008《图形符号 术语 第2部分：标志及导向系统》

MZ/T 032《养老机构安全管理》

GB 50763—2012《无障碍设计规范》

WS 444《医疗机构患者活动场所及坐卧设施安全要求》

GB/T 35796—2017《养老机构服务质量基本规范》

GB/T 37276—2018《养老机构等级划分与评定》

MZ/T 039—2013《老年人能力评估》

WS/T 431—2013《护理分级》

WS/T 313—2019《医务人员手卫生规范》

WS/T 367—2012《医疗机构消毒技术规范》

WS/T311—2009《医院隔离技术规范》

ZYYXH/T1.1-1.18—2006《中医护理常规技术操作规程》

参考资料

[1] 杨跃进，华伟. 阜外心血管病医院系列丛书：阜外医院心血管内科手册 [M]. 北京：人民卫生出版社，2013.

[2] 葛均波，徐永健，王辰. 内科学 [M]. 9 版. 北京：人民卫生出版社，2018.

[3] 周仲英. 中医内科学 [M]. 2 版. 北京：中国中医药出版社，2019.

[4] 何清湖，秦国政. 中医外科学 [M]. 2 版. 北京：人民卫生出版社，2016.

[5] 樊任珠. 内科护理 [M]. 2 版. 北京：中国中医药出版社，2013.

[6] 曹允芳，刘峰，逯传凤. 临床护理实践指南 [M]. 北京：军事医学科学出版社，2011.

[7] 董碧蓉. 老年照护者手册 [M]. 成都：四川大学出版社，2016.

[8] 张聂，夏晓芹，李齐煜，等. 医养结合服务应用实践 [M]. 成都：四川大学出版社，2021.